사주를 알면 건강이 보인다

사주를 알면 건강이 보인다

2012년 4월 25일 초판 1쇄 발행

지은이 백승헌
펴낸이 김승빈
펴낸곳 도서출판 다문
주소 서울특별시 성북구 보문동7가 80-1호 2층
등록 1989년5월10일 등록번호 제6-85호
전화 02-924-1140
팩스 02-924-1147
이메일 bookpost@naver.com

책값은 표지의 뒷면에 있습니다.

ISBN 978-89-7146-041-2 13510

※저자와 협의에 의하여 인지부착을 생략합니다.

사주를 알면 건강이 보인다

백승헌 지음

다문

이 책의 사용설명서

1. 이 책의 내용은 운명예정론과는 무관합니다.
사주는 운명을 만들고 경영하는 원리입니다. 정해져 있는 미래보다는 꿈과 희망을 추구하며 만들어가는 로드맵을 제시합니다.

2. 사주와 체질을 비롯한 건강의 문제를 알 수 있습니다.
'의역동원'의 개념에 따른 의학과 건강에 관한 내용을 다루고 있습니다. 체질과 건강의 관계뿐 아니라 자연요법에 관한 원리를 자세하게 알려드립니다.

3. 난해하거나 생소한 개념의 단어들은 각주를 참고하시면 됩니다.
일반인들을 위해 난해하거나 생소한 개념은 최대한 각주로 상세하게 설명했습니다. 만약 그래도 어려운 단어가 있다면 온라인 사이트와 블로그에서 열람하시면 됩니다.

4. 이 책의 내용을 숙지하시면 운명을 경영하고 개척할 수 있습니다.
운명은 예정된 수순대로 가는 것이 아니라 자신이 주체가 되어 만들어가는 것이라는 사실을 알려드립니다. 또한 운명을 경영하여 개척하는 법을 제시합니다.

5. 이 책을 읽기 위해 사주나 체질에 대한 사전지식이 필요하지 않습니다.
사주와 체질에 관한 구체적인 지식은 필요 없습니다. 사주와 체질에 관한 정보는 온라인 사이트와 블로그에서 무료로 제공받을 수 있습니다.

이 책은 '한국당뇨협회'의 인증과 추천을 필하였고, 이론적 체계와 임상의학적 실험과 검증이 되어 있습니다. 기본적인 이론은 《주역》과 《황제내경》을 비롯한 각종 의학서와 역학서를 참고하였고 임상 및 상담 사례는 사실임을 밝힙니다. 단, 개인의 사생활 보호를 위해 실명을 밝히지 않는 것을 원칙으로 하였습니다.

주의 : 사주나 체질에 관해 불신하시는 분은 이 책을 읽지 않는 것이 좋습니다.

참고 사항 : 이 책의 내용에 관해 알고 싶은 모든 것은 컴퓨터와 스마트폰으로 사이트에 연결하면 즉시 검색하여 확인하실 수 있습니다. 체질과 자연요법을 비롯한 각종 건강 정보를 열람하시고 활용하실 수 있도록 되어 있습니다.

의산 선생, 사주로 세상에 길을 묻다?

"정(情)이란 무엇인가? 나는 대답합니다. 우리로 하여금 아무런 망설임 없이 서로의 삶과 죽음을 허락하는 것. 그것이 정이라고……."

'사주를 얘기한 책에 뜬금없이 정에 관한 글을 추천사 첫 문장으로 썼는가?'라고 생각하는 독자 분들이 많겠다. 이 글은 시청자들로부터 많은 사랑을 받았던 KBS 2TV 수목 드라마 〈공주의 남자〉에서 주인공 커플인 김승유(박시후 분)와 이세령(문채원 분), 이름하여 '유령 커플'이 최종회에서 함께 읊은 마지막 대사를 옮겨 온 것이다. '사주도 이처럼 똑 떨어지게 설명할 수 있으면 얼마나 좋을까?' 라는 생각에 그 대사를 굳이 앞세워 얘기를 시작했다면 아전인수격이려나…….

의산 선생은 이 책에서 사주가 우리 몸과 마음의 '사용설명서'라고 대답한다. 아울러 사주는 엄연히 자연과학이며 운명예정론을 논하는 이론이 아니라고 강변한다. 이를테면 현대 사회가 사주는 속칭 '쉰 세대'로 취급하는 이른바 '노땅'들이나 보는 전유물이라고 여기는 것과는 사뭇 다르다는 것이다. 사주에는 미래와 희망이 있고 긍정과 꿈이 있으며 비전이 있다는 게 그의 주장이다.

사주는 '희망보고서!'

사주를 마치 미신처럼 여기면서 터부시하는 사람이 있다면 다음 글은 어떨까?

생각이 바뀌면 행동이 바뀌고, 행동이 바뀌면 습관이 바뀌고
습관이 바뀌면 성격이 바뀌고, 성격이 바뀌면 인격이 바뀌고
인격이 바뀌면 운명까지도 바뀐다.

— 윌리엄 제임스(1842년~1910년)

윌리엄 제임스 박사는 미국의 심리학자이면서 철학자다. '의식의 흐름(Stream of Consciousness)'이라는 용어를 처음 사용하였으며 빌헬름 분트와 함께 근대 심리학의 창시자로 일컬어지고 있다. 이 책을 읽다보면 각 장의 큰 제목들이 윌리엄 제임스 박사가 주장한 의식의 흐름과 묘하게도 닮은꼴이라는 생각을 가지게 된다. 사주와 체질의 코드가 몸과 마음을 변화시키고, 건강과 운세의 관계를 통해 잠재 능력을 이끌어내고, 깨어 있는 의식이 운명을 만드는 과정에 대해 동서양을 넘나드는 의산 선생의 설명이 무릎을 치게 만든다.

또한 지난 2006년 뉴욕의대 재활의학과 존 사노 교수가 《통증혁명》이란 책을 내면서 일궈낸 기적의 통증 치유 비결이 이 책에 고스란히 담겨 있다. 당시 존 사노 교수는 책에서 목, 어깨, 등, 허리, 엉

덩이 근육 등에 발생하는 통증을 긴장성근육통증후군(TMS, tension myositis syndrome)이라고 부르며 대부분 사람의 심리에 따라 나타나는 증상이라고 주장했다. 발간 이후 존 사노 교수의 책을 읽고 통증이 사라진 환자들의 수가 무려 15만 명이 넘었다고 하는데, 의산 선생의 이 책을 읽고 나면 삶이 건강하게 바뀔 독자들의 수가 그보다 더 하면 더했지 못하지 않을 것이라고 믿는다.

'알로카시아'의 노래

알로카시아 : 외떡잎식물 천남성목 천남성과의 한 속. 관엽식물이 많으며 살이 쪄서 둥근 모양을 이루는 알줄기가 있다. 아시아 열대 지방에 70여 종 등 동남아시아와 아프리카에 주로 분포한다. (출처 : 네이버 백과사전)

알로카시아는 일반적인 식물과는 조금 다른 성장 행태를 보인다. 사진에서 보는 것처럼 흔히 집이나 공공건물의 로비 등지에서 키우는데, 큰 잎이 두 개 또는 세 개만 달려 있는 경우가 대부분이다. 왜 그럴까?

나는 알로카시아를 집에서 키우면서 그 비밀을 직접 체험하고는 놀라움을 감추지 못한 적이 있었다. 어느 날인가 잘 자라던 알로카시아의 맨 밑에 있는 가장 큰 잎이 갑자기 줄기가 꺾여 있는 것이 눈에 띄었다. 당연히 아내에게 '잎을 잘못 건드려 줄기에 문제가 생겼냐?'고 물었지만 돌아온 대답은 '전혀 손댄 적이 없다'는 것이었다.

궁금함에 송신증(안달증)이 생긴 나는 인터넷 검색을 시작했고, 어렵사리 해답을 찾아냈다.

알로카시아는 세 번째 어린 잎이 자라나오기 시작하면 바로 아래 잎이 성장해 작은 떡잎을 보호할 수 있도록 맨 밑의 큰 잎이 스스로 줄기를 꺾어 생을 마감한다는 얘기였다. 세상에나, 내 것 챙기기가 바쁜 세상에 살신성인(?)하는 식물이 다 있었다니…….

아하, 그래! 내가 만난 의산 백승헌 선생은 마치 '알로카시아'와 같은 인물이었다. 자신이 배우고 깨우친 것으로 스스로만 살찌우려 하는 게 아니라 사주학의 다양한 가치를 온누리에 전해 힘들고 어려운 사람들이 건강과 행복을 찾도록 해주는 알로카시아의 큰 잎 같은 사람이었다는 얘기다. 그가 이 세상에 떨구는 큰 잎 한 장이 질병의 고통과 현실의 절망 속에서 신음하는 모든 이에게 희망의 등불이 될 수 있을 것임을 믿어 의심치 않는다.

의산 선생이 부르는 '알로카시아의 노래'가 귀에 들리는 듯하다.

'운명은 창조하는 것이다! 운명은 운세의 조합이니까…….'

먼저 운세를 찾아라! 다음엔 운세를 만들어라! 그리고 나서 운세를 경영하라!

김영철
(KBS 보도국 국제부 팀장)

사주는 자연의 비밀을 간직한 과학이다

"몸 안 아프고 살아보는 것이 내 소원이다."

지금은 돌아가신 어머님이 자주 하셨던 말이다.

기억을 더듬어보면 내가 아주 어린 시절부터 어머니는 늘 아파하셨다. 심한 경우 잠을 못 이루시고 밤새워 신음을 하셨다. 병증을 열거하면 셀 수도 없을 만큼 다양하다. 당뇨병을 비롯하여 심장병, 신경통, 관절염, 요통, 만성두통, 현기증, 내장저체온증, 두한증, 수족냉증, 부종, 치질, 저혈압 등등 종합병원 수준이었다. 그 많은 병증 때문에 수십 년 동안 진통제를 복용하면서 견디셨다. 나는 밤새워 앓으시던 어머니의 신음소리를 듣고 자랐기 때문에 병이 얼마나 고통스러운 것인지를 안다. 또 건강의 소중함을 누구보다 잘 알고 있다.

그런데도 나는 유전자를 이어받은 듯이 어머니보다 더 많은 종류의 병들을 겪었다. 차이가 있다면 나는 그 병증들을 자연요법으로 치유했다는 것뿐이다. 병에 대해 잘 알고 겪어본 사람들은 그 고통이 얼마나 큰 것인지를 안다. 또 그런 병들을 스스로 고치고 싶은 마음이 간절해지게 마련이다.

내가 그랬다. 어떤 병증이 생기면 병원을 찾지 않고 그것을 고치기 위해 백방으로 노력했다. 스스로 자연요법을 연구했고, 식품을 직접 만들어 섭취하면서 자연치유를 했다. 그러나 그렇게 하는 것이 말처럼 쉽지만은 않다. 나의 경우 다행히 많은 병증과 한의사를 대상으로 했던 강의가 큰 도움이 되었다. 7년간의 한방역학 강의는 내게 많은 공부와 연구의 토대가 되었다.

처음 강의를 할 때는 나의 증세에 대해 자문을 구하기도 했지만 나중에는 직접 공부를 하여 해결했다. 한방역학 강의 자체가 체질을 비롯한 병리와 처방이 핵심이었기 때문에 연구는 쉬웠다. 주된 연구의 방법론은 사주와 체질이었다. 사주와 체질의 원리로 생리와 병리를 알 수 있었고 약리를 찾을 수 있었기 때문이었다.

처음에는 일부 한의사들이 사주와 체질의 원리를 의심하기도 했다. 그러나 실제 임상의 결과가 모든 것을 설명했다. 실제적인 임상의학적 가치들이 의심의 여지가 없이 높다는 것을 확인할 수 있었다. 실제로 나는 그 원리를 통해 나를 괴롭히던 그토록 많은 병증들을 완전히 자연치유했다.

나의 과거 병증은 폐렴, 비염과 위산과다증, 각기병, 관절염, 요통, 턱관절염, 구안와사, 이명, 이관개방증, 만성체증, 상기증, 복막염, 늑막염, 비장축소증, 우울증, 피부염, 아토피, 치질, 동상, 악성

무좀, 고혈압 등이었다.

  이들 중 20대 이후에 양방병원에서 치료한 것은 치질 수술 2회뿐이었다. 첫 번째 수술은 치질에 의한 치열로 하혈이 멈추지 않아서 어쩔 수 없이 했다. 그런데 그 수술은 엄청난 통증만을 안겨주고 1년도 채 안 되어 재발했다. 그래서 다시 두 번째 수술을 받았지만 그 역시 마찬가지로 재발했다. 나는 그때 다시는 수술을 하지 않을 것이며 자연요법을 연구하겠다고 결심했다. 그 결과 치질을 비롯한 모든 병증들을 자연치유했다. 특히 사주와 체질의 원리를 알고 난 이후부터는 자연요법의 원리를 깨달아 자연치유가 쉬웠다. 그것은 체질적 병증에 대해 자연요법을 실행하면 그와 연관된 증세들이 자연치유가 되었기 때문이었다.

  예를 들어 만성체증을 해소시키면 위산과다증과 당뇨병이 치유된다. 또 상기증을 해소시키면 우울증과 고혈압이 치유된다. 그렇게 연동이 된 증세들이 사라지게 되는 식이다.

  병은 체질 메커니즘의 오류로 나타난다. 그래서 체질적 불균형을 깨트리는 중심적 병증을 치유하면 그와 관련된 증세들은 모조리 사라지는 것이다.

  물론 구안와사 같은 외감병(외부의 온도로 인한 병)은 독립적으로 나타난다. 그런 경우에는 구안와사가 된 상태에서 체질적 균형을 잡으면 저절로 자연치유가 된다.

나는 2000년 2월 5일 아침에 구안와사에 걸렸다. 차가운 콘크리트 바닥에서 잠을 자고 일어나 거울을 보는 순간, 괴물을 보았다. 눈과 입이 비뚤어지고 침을 흘리는 흉측한 얼굴이 거울에 있었다. 나는 그 순간 하늘을 보면서 생각했다.

'내가 무슨 죄를 지었을까?'

한동안 망치로 맞은 듯한 충격에 휩싸였지만 그 다음 순간 나는 자연치유를 하기로 했다.

우선은 마스크를 쓴 채 서점에 가서 책을 20권 구입했고, 침과 뜸을 구입한 다음 시골의 황토방을 찾아 떠났다. 무슨 죄를 지은 듯이 부끄러워 병원이나 한의원에 갈 수 없었다. 나는 황토방에서 책을 보고 침과 뜸을 놓으면서 홀로 자연치유를 했다.

누구의 도움도 받지 않았다. 사주와 체질의 원리로 구안와사의 병리적 기전을 찾아서 치유할 수 있다고 믿었기 때문이었다. 당시 구입한 책 가운데 12권은 두뇌과학과 두뇌생리학, 신경학에 관한 것이었는데, 그때 체질과 두뇌의 관계를 정립할 수 있었다. 또한 몸과 마음의 통합적 작용에 대해 확실히 알 수 있게 되었다.

몸과 마음의 통합적 작용, 즉 심신의학은 사주와 체질의 원리와 일맥상통한다.

심신의학의 차원에서 보면, 건강은 단순히 병이 없고 아프지 않은 상태가 아니다. 몸과 마음의 에너지가 활기차며 건강할 뿐만 아니라 성공하여 행복한 삶을 사는 것을 의미한다. 그러한 점에서 미루어보면 사주는 진정으로 건강과 성공의 비밀을 간직한 자연과학이다.

나는 그 원리로 내가 지닌 많은 병증을 자연치유했을 뿐 아니라 운명을 개척했다. 불우했던 시절의 트라우마를 극복하고 고등학교 졸업 후 고학으로 지금까지 연구를 하면서 운명을 만들고 경영해왔다. 나는 한때 주식 투자에 실패하여 거금의 빚을 짊어지기도 했고, 대학 등록금이 없어 제적을 당하기도 했다. 또 사업 실패를 되풀이하면서도 끊임없이 연구를 계속하느라 심각한 경제적 고통을 겪기도 했다.

그렇게 벼랑 위에 선 것 같은 위기와 밑바닥으로 추락한 고통 속에서도 꿈을 가꾸었고 비전을 실현했다. 그 결과, 젊고 건강하게 살 수 있는 혁명적인 자연요법으로 건강식품을 개발했다. 또 내가 원하는 꿈과 비전, 목표를 이루면서 건강과 삶의 질을 변화시켰다. 돌이켜보면 실패와 좌절도 있었지만 결과적으로는 그 모든 것이 내게는 행운으로 작용하였다. 만약 그러한 시행착오와 운명 경영이 없었다면 이 책은 출간될 수 없었을 것이다.

이 책의 모든 내용은 내가 직접 경험하고 지식을 쌓으면서 연구한 것을 토대로 씌어져 실제로 모든 사람에게 적용될 수 있는 것이다. 인간이 무한한 잠재능력을 가진 존재인지를 알려주고 누구나 위대해질 수 있는 길을 알려주는 것은 얼마나 대단한 일인가.

사주가 몸과 마음의 사용설명서라는 것은 새로운 가치의 발견을 뜻한다. 사주 속에 숨겨진 보물지도를 보면서 자신이 만든 한계상황을 파괴하고 새롭게 가능한 상황을 열어준다는 것이야말로 진정 의미 있는 일인 것이다.

사주(四柱)는 엄연히 동양의 자연과학(自然科學)이다.

흔히 말하는 '사주팔자 타령'의 예정된 운명을 논하는 이론이 아니다. 대자연과 소우주인 인간을 연결하는 기에너지를 논하고, 건강과 성공을 만들어가는 운명경영학이다.

사주학은 처음부터 운명예정론을 논하지는 않았다. 동아시아 문화권에서 주역과 음양오행론의 발달로 인해 자연과 인간의 조화를 연구하는 자연과학이었다. 그런데 동아시아 문화권에서는 토착농경민이 주류였기 때문에 차츰 운명학으로 발달되었다. 가뭄이 심해지거나 자연재해가 닥치면 속수무책이었던 농경민은 자연법칙에 따라 인간의 운명을 논했다. 그에 반해 유목민은 가뭄이나 자연재해가 닥쳐도 주거지를 옮기면 그만이었다.

이러한 문화적 차이로 인해 동아시아의 농경민은 사주학을 운명학으로 받아들여 미래를 점지하는 수단으로 삼았다. 대자연의 변화 앞에서 인간의 운명이 결정되는 일이 다반사였으므로 그럴 수밖에 없는 일이기도 했다. 그래서 운세를 논하고 운명을 믿게 된 것이다.

농경민들이 왜 그랬는지는 운명(運命)의 개념을 알아보면 이해하기 쉽다.

운명(運命)은 운(運)의 자연법칙과 명(命)의 인간(체질)이 결합되어 있다. 운(運)의 변화나 흐름에 따라 명(命)의 인간(체질)이 영향을 받는 것을 뜻한다. 한마디로 자연과 인간의 관계를 통해 삶의 여러 가지 문제들을 살펴보는 방식이다. 그런데 사주학에서는 운명을 예정된 것으로 보기 때문에 여러 가지 폐단이 생긴다. 과거와 현재의 힘든 시기에서 벗어날 수 있는 미래를 알아보고 싶은 사람에게 운명예정론은 유혹적이다.

인간에게는 자신의 미래를 알고 싶어하는 생존본능과 행복을 원하는 요행심리가 있다. 사주는 이 두 가지를 충족시켜주는 방향으로 발전한 것이다.

만약 사주학이 원리 그대로 자연과 인간의 관계를 추정하는 학문이었다면 어떻게 되었을까? 그렇게 되었다면 사주학은 건강과 성공의 분야에 지대한 영향을 미쳤을 것이다.

나는 아직까지 사주학을 운명예정론으로 보는 것을 안타깝게 생각한다. 그래서 과학적이고 실증적인 다양한 방법론으로 사주를 연구하고 검증했다. 나는 10대 때부터 사주를 공부했고, 7년간 한의사를 대상으로 강의했으며 그 후에도 수없이 다양한 상담과 연구를 했다. 그 결과, 사주는 운명예정론이 아니며 운명을 만들고 경영하는 원리를 담고 있음을 발견했다. 이는 사주라는 코드에 꿈과 희망을 찾을 수 있는 다양한 콘텐츠가 존재하고 있다는 것을 의미한다. 실제로 사주를 활용하면 대단한 가치를 찾고 얻을 수 있다. 사주를 통해 자신의 체질을 알고 성격, 적성, 특성, 건강, 에너지를 알면 그것만으로도 놀라운 자기계발의 코드가 된다.

따라서 사주학은 의학서가 될 수도 있고, 교육과 심리, 철학, 경영에 이르기까지 다양한 학문을 융합하는 자연과학이 될 수도 있다고 믿는다. 나는 사주학의 다양한 가치들을 융합하여 유익한 내용들을 모아 이 한 권의 책에 담았다.

나는 이 한 권의 책이 운명을 개척하는 몸과 마음의 사용설명서가 되기를 간절히 바란다.

또 치열한 생존경쟁과 스트레스에 시달리며 갈등과 고민을 하는 사람들에게는 한 줄기 빛과 희망이 되기를 원한다. 이 책의 출간을 위해 애써주신 다문출판사 김영진 사장님과 한국당뇨체질협회의 이재규 회장님, 유원승 부회장님, 이국주 사무국장님, 이하 여러 회원들과 김지영 님, 김영찬 님, 박민숙 님, 이세구 한의학박사님, 뽀빠이코리아 대표 이창우 님, 김학수 님, 추승호 님에게 감사를 드린다.

2012년 3월 21일

의산 **백승헌**

차례

제**1**장

사주는 몸과 마음의 사용설명서이다

. . .

운명이란 것이 있다고 줄기차게 믿는 사람은
요행을 기다리는 변덕스러운 사람이다.
— 벤자민 디즈레일리

1   사주는 잠재능력의 로드맵이다

"사주(四柱)는 몸과 마음의 사용설명서입니다."

한의사들을 상대로 강의를 하면서 자주 하는 말이다.

"사주를 보면 두뇌와 오장육부의 기능을 알 수 있습니다. 인간의 몸과 마음에 대한 설계도가 있기 때문입니다. 그래서 사주로 체질과 건강을 알 수 있습니다. 또한 몸과 마음의 관계도 파악할 수 있고, 운명을 개척하고 만들 수 있습니다."

그렇게 말하면 대개 의심(?)을 품고 질문을 한다.

"선생님, 사주학이 현실과 일치합니까? 어떻게 사주를 통해 체질과 건강을 알 수 있는지 궁금합니다. 운명을 개척하고 만들 수 있다는 것도 믿기지 않습니다."

나는 한의사들을 대상으로 한방역학 강의를 7년간 했고 그 후 긴 세월 동안 연구를 했다. 지금도 한의사를 대상으로 강의를 하는데, 이와 유사한 질문을 반복해서 듣고 있다. 그에 대한 나의 대답은 한결같다.

“사주를 알면 체질, 성격, 적성, 건강, 에너지의 상태를 알 수 있습니다. 특히 사주를 통해 체질을 파악할 수 있고, 몸과 마음을 변화시켜 운명을 개척할 수 있습니다. 몸과 마음이 만들어내는 경험과 지식, 에너지가 곧 운명이 된다는 것을 수차례 확인했습니다.”

실제로 그렇다. 사주는 운명예정론이 아니다. 타고날 때의 천기(天氣)[1]를 받은 몸과 마음의 기호논리학으로서 운명안내서이다. 몸과 마음의 사용설명서로서 특성을 파악하여 삶을 변화시킬 수 있는 원리를 제공한다. 사주를 알면 운명을 만들고 경영할 수 있는 지표가 되어준다.

그렇게 설명하면 다시 이런 식으로 질문한다.

“사주로 운명을 논하는 사람들이 많지 않습니까? 그러면 사주가 운명예정론이 아니고 운명경영론이라는 뜻입니까?”

“그렇습니다. 사주의 운(運)은 자연법칙을 뜻하고 명(命)은 인간법칙을 뜻하기 때문에 이 둘의 조화와 균형을 잘 잡으면 운명을 만들고 경영할 수 있습니다. 단, 노력 없이 타고난 본성을 그대로 유지하는 사람들은 운명의 추정이 가능합니다. 예를 들어 체질이나 성격, 적성, 건강, 에너지의 상태가 후천적으로 별로 변화가 없다면 추정할 수는 있다는 뜻입니다.”

“어떻게 추정이 가능합니까?”

---

[1] 태양계의 행성들과 지구의 중력 및 인력의 작용이 인체에 반영된 기에너지의 상태를 의미한다. 사주의 태어난 생년월일시의 태양(양기)과 달(음기)을 중심으로 목성, 화성, 토성, 금성, 수성이 지구(인체)에 미치는 음양오행으로 나타난다.

"생각과 삶은 서로 연결되어 있습니다. '생각하는 대로 살지 않으면 사는 대로 생각하게 된다' 라는 말처럼, 운명을 관리하여 만들어가지 않는 사람은 타고난 환경과 조건에서 크게 벗어나지 못합니다. 사주를 보고 체질과 성격, 적성 등을 참고하면 추정은 가능합니다. 그런 식의 추정이 가능하기 때문에 사주추명학(운명을 추정하는 학문)이라고도 합니다."

실제적으로 사주는 운명을 추정할 뿐 확정할 수는 없다. 그런데 아직도 여전히 사주팔자 타령을 하는 사람들이 있다. 대단히 잘못된 생각이다.

나는 강의나 상담을 통해 그 잘못된 생각들을 부단히 교정해주고 있다. 사주는 동양철학의 원리에 바탕을 둔 몸과 마음의 사용설명서이다. 사주를 보면 성격을 비롯한 여러 특성들에 대해 상당 부분 적중률이 높다. 특히 체질이나 건강에 대한 부분은 놀라울 정도로 잘 맞다. 그러나 그것만으로 운명예정론이라고 할 수는 없는 것이다.

나는 그러한 점을 전제하고 사주와 체질의 관계를 설명해준다. 그래서 한의사 강의를 시작할 때 직접 한 사람씩 마주하여 체질과 선천적 병증에 대한 시범을 보인다.

"김 원장님은 성격이 차분하면서도 다혈질입니다. 머리와 가슴의 열은 많고 내장은 차며 장이 약한 소음인체질입니다. 선천적인 병증은 위장의 소화기 장애입니다. 질병에 걸렸던 시기는 19세 때이고, 지금은 스트레스와 에너지 저하로 간장이 약화되어 있습니다."

체질 분석을 하면 당사자를 비롯한 여러 한의사들은 놀라움을 금치 못한다.

"맞습니다. 선생님, 어떠한 원리로 그런 정보들이 정확히 나옵니까?"

"사주는 태어날 때 인체에 부여된 두뇌와 음양오행의 기운이 나타난 것을 풀이하는 학문입니다. 체질을 비롯한 성격과 적성, 건강 상태 등의 정보들을 정확하게 분석할 수 있습니다."

그렇게 설명한 후에 본강의로 들어간다. 강의의 주요 내용으로는 사주의 원리로서 체질과 건강에 대한 분석법을 알려준다. 성격이나 적성, 에너지의 수준 등은 마음의 상태를 분석하기 위해 설명하고 자연요법을 제시한다. 구체적으로 체질 개선과 면역력 및 대사 기능을 강화하는 자연치유법을 설명한다. 또 어느 정도 원리에 대해 이해하면 건강뿐 아니라 잠재능력의 로드맵에 대해서도 알려준다.

지금까지의 강의와 연구의 결과로 보면, 사주는 잠재능력의 로드맵이기도 하다. 한 사람의 체질과 건강뿐 아니라 잠재능력의 개발도 가능하다는 뜻이다. 실제로 사주에는 몸과 마음의 원리가 나타나기 때문에 잠재능력을 극대화할 수 있는 키워드를 찾을 수 있다. 건강하여 에너지가 넘치고, 성격을 긍정적이고 도전적으로 변화시키면 잠재능력을 극대화하는 것은 어렵지 않다. 잠재능력을 극대화하는 로드맵이 될 수 있는 것이다.

왜 사주는 몸과 마음의 사용설명서인가?

동양철학에서는 몸과 마음을 분리시키지 않는다.

'몸 따로 마음 따로'의 이원론은 서양의학적 관점이다. 이는 심신 이원론으로서 몸은 일종의 물질이고 기계이며, 몸과 마음이 분리되어 있다고 생각한다. 그들은 의식이 뇌세포의 활동이며, 생각과 감정은 신경전달물질의 현상에 불과하다고 여긴다.

그러나 동양철학의 원리로 보면 몸과 마음은 통합적이다. 이 두 개의 개념은 뗄 수 없으며, 몸에 의해 마음이 움직이고 마음에 의해 몸이 움직인다는 개념이다. 그래서 사주학의 원리 역시 몸과 마음을 통합체로 보며, 자신이 원하는 대로 변화시킬 수 있기 때문에 사용설명서라는 용어를 사용한 것이다.

가끔씩 사주를 몸과 마음의 설명서라고 말하면 반문하는 사람들도 있다.

"사주를 보면 몸과 마음을 볼 수 있다는 것이 믿기지 않습니다. 어떻게 해서 몸과 마음의 설명서가 될 수 있습니까?"

"사주를 보면 체질과 건강을 알 수 있다는 것 자체가 몸과 마음의 본성을 알 수 있다는 뜻입니다. 예를 들어 태양인체질이라고 할 때 성격과 체형, 자세, 품성까지를 알 수 있다는 것이 몸과 마음입니다. 단순히 몸의 상태를 아는 것만으로도 마음을 알 수 있습니다. 그 몸은 마음과 연결되어 있기 때문입니다."

그렇게 말하면 다시 질문을 한다.

"어떻게 몸의 상태로 마음의 상태를 알 수 있습니까?"

"몸의 장부 상태로 그 사람의 마음가짐을 나타내는 우리말이 많습니다. 예를 들어 간이 부었다, 속(위장)이 상한다, 가슴(심장)이 아프다, 쓸개(담)가 빠졌다, 부아(폐)가 치민다 등의 말은 감정이나 마음의 상태를 나타냅니다. 몸과 마음이 동시적으로 작용한다는 것을 나타내는 말이지 않습니까?"

이렇게 말하면 대부분은 이해한다. 우리나라의 언어적 표현으로 보면 몸만으로 현재의 상태를 나타내는 말이 많다. 예를 들어 '신수가 훤하다', '고개 숙인 남자', '어깨가 축 처졌다' 등의 표현들이 그러하다. 몸과 마음이 통합적으로 연결되어 있음을 나타낸다.

그렇기 때문에 사주는 몸과 마음의 기에너지를 다루는 학문으로서 당연히 그러한 것을 알 수 있다. 기에너지는 단순히 몸에만 적용되지 않는다. 몸과 마음이 모두 기에너지로 작용하면서 상호작용을 한다. 사주학이 특히 기에너지의 작용이라는 증거는 수명과의 관계를 보면 알 수 있다. 예를 들어 건강한 사람은 기운이 힘차며 생기가 넘친다. 반면에 기운이 떨어지면 병이 들고 시름시름 앓다가 급기야는 죽는다. 옛말에 명줄이 다했다는 것은 기에너지가 소멸되었음을 뜻하기 때문에 사주를 보면서 몇 살까지 살 수 있는지를 물었다.

옛날 사람들은 수명이 운명적으로 정해진 것이라고 믿었다. 천명이라고 하여 수명이 하늘에 달려 있다고 생각했다. 그리고 실제로도 사주를 보고 수명을 예측한 것이 상당 부분은 적중했다.

그 이유는 무엇 때문일까? 해답은 의외로 간단하다. 옛날 사람들은 특별히 좋은 체질과 건강을 타고나지 않은 한 대개 평균적인 수명이 짧았기 때문이다.

역사적 통계로 보면 조선시대의 평균수명은 남자 40세, 여자 41세였다. 이는 병이 들면 대개 치료를 할 수 없었다는 사실을 뜻한다. 그러니 사주를 보고 건강과 기에너지를 통해 수명을 예측하는 것이 적중도가 높을 수 있었던 셈이다.

1960년대까지도 비교적 예측이 쉬웠다. 통계로 보면, 67년 전인 1945년도 한국인의 평균수명은 47세에 불과했다. 그런데 1970년대 이후 경제 성장과 더불어 60세를 넘겼다. 1980년대에는 고도성장으로 66세까지 늘어났고, 1990년대에는 선진국에 진입하면서 70세를 상회했다. 2000년대에 접어들면서는 세계적인 무역국으로 발전하면서 75세를 넘겼다. 그리고 2010년 이후는 80세를 바라보면서 '건강 백세시대'를 예고하고 있다. 이러한 사실로 볼 때 사주의 기에너지로 수명을 예측하는 것이 이제는 어려워졌음을 알 수 있다. 문화적 수준과 경제력이 수명을 연장하기 때문이다.

지금도 후진국이나 개발도상국의 평균수명은 여전히 짧고 선진국의 평균수명은 길다. 현재 한국인의 평균수명으로 보면 사주와 수명의 관계는 상관성이 별로 크지 않다. 그러나 1970년대 이전만 해도 사주와 수명은 밀접한 관계가 있었다.

"수명은 얼마나 되겠습니까?"

사람들은 사주에 수명이 어느 정도는 나와 있다고 믿었다. 그러나 지금은 사주와 수명의 관계를 믿는 사람은 거의 없다. 따라서 수명을 비롯하여 운명이 예정되어 있다는 식의 논리는 바뀌어야 한다. 사주학 자체가 잘못된 것이 아니라 시대와 문화의 변화에 따라 사주학의 올바른 사용법을 알고 지혜롭게 활용하는 것이 바람직하다는 뜻이다.

이제는 사주학을 과학적으로 연구하여 건강과 문화 콘텐츠, 잠재능력을 개발하는 로드맵으로 사용하는 것이 바람직하다. 사주를 알면 체질 개선과 자연치유 및 예방의학적 처방까지 내릴 수 있다. 그 밖에도 사주를 알면 타고난 적성과 잠재능력을 극대화하여 자아 성취를 하는 길을 찾을 수 있다. 사주를 몸과 마음의 사용설명서로 활용할 수 있는 콘텐츠는 그만큼 다양하며 가치가 있는 것이다.

2   사주를 알면 무엇이 달라질까?

"나는 사주팔자를 무시하고 삽니다."

당당하게 이렇게 말하면서 사주를 무시하는 태도를 교양이 있는 것으로 여기는 사람들도 많다. 그럴 수도 있다. 스스로 운명을 창조하는 위대한 인물들은 사주학의 영향권에서 벗어나 있는 경우가 훨씬 더 많을 것이기 때문이다. 일반적으로도 사주를 알거나 모르거나 삶에 큰 영향력이 없다. 그러나 한 번이라도 사주를 보고 운명에 대해 진지하게 들은 사람은 사정이 다르다. 사주에 대해 거부할지라도 운명에 대한 말들은 무의식에 각인되어 삶에 영향을 준다.

"사주팔자는 역시 못 속입니다. 제 팔자가 그렇게 나왔습니다."

삶이 고통스러워 운명을 사주팔자 탓으로 돌리는 사람들을 보면 그 영향력의 크기를 알 수 있다. 좋든 싫든 사주를 보았거나 재미를 느끼는 사람들에게는 영향력이 강하다는 뜻이다.

나는 사주를 보고 그 영향을 받는 사람들에게는 제대로 된 사주 감정을 받아보라고 권유한다.

그럴 수밖에 없다. 자신에 대한 몸과 마음의 사용설명서를 잘못 알고 있는 것은 나쁜 문제를 일으킬 소지가 크다. 세상에서 가장 위험한 사고방식은 꿈과 비전에 대한 축소지향이거나 과대망상이기 때문이다. 축소지향은 꿈이 사라지게 하며, 과대망상은 불가능한 꿈으로 삶을 허비하게 만든다. 실제로 사주를 운명학으로 여겨 잘못된 삶을 살아가는 사람들도 많이 있다.

대표적으로 꿈과 비전에 대해 축소지향적 인물이었던 K씨의 경우가 그랬다.

그는 자신의 꿈에 대해 이렇게 말했다.

"저는 초등학생 때의 꿈이 대통령이었습니다. 중학생 때는 국회의원이었고 고등학생 때는 검사였습니다. 그러다가 대학생 때는 은행원이라도 하는 것이 꿈이었습니다."

"왜 그렇게 꿈을 계속 축소시켰습니까?"

내가 물어보았다. 그는 심각한 표정을 지으면서 말했다.

"그럴 수밖에 없었습니다. 초등학교 때는 늘 전교 일등에다 회장을 도맡아 하고 학교에서 인기가 최고였었으니까요. 그런데 중학교 때는 조금 더 성적이 떨어지고, 고등학교 때는 더욱 성적이 떨어져서 꿈을 축소시킬 수밖에 없었습니다. 그러다가 고등학교 때 어머니가 어디 가서 사주를 보고 제가 평범한 직장생활을 하는 것이 맞다고 해서 그것을 믿었습니다."

"그래서 대학에 가서는 은행원을 꿈꾸었습니까?"

그는 겸연쩍게 웃으면서 말했다.

"고3 때에 공부도 안 되고 명문대학에 못 가서 취직이라도 해야겠다고 생각한 것이죠. 그런데 그것도 잘 안 되어 지금은 중소기업에 겨우 취직해서 그럭저럭 살고 있습니다."

"그럼 앞으로도 그렇게 살면 될 일이지, 왜 사주를 보고 계십니까?"

"아무래도 현실에 만족이 안 됩니다. 사주를 보면 뭔가 좋은 일이 생기지 않을까 싶어서 마음이 울적하거나 괴로울 때는 자꾸만 보게 되더군요."

나는 그에게 사주는 운명예정론이 아니고 몸과 마음의 사용설명서라고 설명해주었다. 그의 사주를 보니 머리가 좋고 열정과 에너지가 강한 체질이었다. 만약 꿈을 축소시키지 않고 그대로 유지만 했다면 큰 인물이 될 수도 있는 조건이었다.

"지금이라도 늦지 않습니다. 자신이 진정으로 원하는 꿈과 비전을 찾아서 새로운 선택을 하십시오. 일이 재미있고 즐겁지 않다면 자신과 맞지 않다는 증거입니다."

"어떻게 하면 될까요? 지금 막상 떠오르는 꿈과 비전이 없습니다. 제 적성은 어떤 쪽이 맞는지 좀 알려주십시오."

나는 그에게 전문직인 의사나 한의사, 교직 등에 적성이 있다고 알려주었다. 그는 고개를 끄덕이다가 말했다.

"한의사는 잠시 꿈꿔본 적이 있습니다. 그런데 공부가 제대로 될지 모르겠습니다."

"초등학교 때 전교 일등을 한 기억을 자꾸 되살려보십시오. 꿈과 비전을 지니고 열심히 노력하면 반드시 될 겁니다. 단, 태양인체질이라서 간 기능이 약화되어 있고 머리와 가슴의 열이 심하니, 자연요법으로 열을 내리고 에너지를 강화시키는 것이 좋겠습니다."

그는 한의사의 꿈을 지니고 공부하겠다면서 돌아갔다. 그리고 늦깎이 공부로 44세에 한의대를 졸업하고 개업을 했다. 그는 사주를 통해 운명을 정한 것이 아니라 꿈을 생각하고 상상하여 현실화했다.

사주를 운명예정론이 아니라 운명 설계에 활용하는 것이 그만큼 중요하다. 그런 점에서 사주를 모르면 몸과 마음에 대한 기본 정보를 모른다는 불리한 점이 있다. 사주로 보는 체질과 건강에 관한 분석은 의학적 진단과는 근본적으로 다르다. 첨단기기로 알 수 없는 체질적 상태를 알 수 있고 자연치유가 가능하다. 또한 몸과 마음을 통합적으로 보면서 건강과 성공에 대한 설계를 할 수 있다.

따라서 사주를 알면 몸과 마음의 사용설명서를 알 수 있다는 점이 너무나 중요하다. 자신에 대한 정보가 있다면 그것을 알고 행하는 것이 훨씬 바람직할 터이다.

사주로 알 수 있는 체질과 건강 정보

사주와 체질, 건강은 과학이다.

이러한 사실을 나는 강의와 연구, 상담을 통해 과학적으로 검증하고 확인했다. 그러나 그 과정은 결코 순탄하지 않았다. 처음으로 한방역학 강의를 할 때에는 의심을 많이 받기도 했다.

사주로 체질과 병증에 따른 현재의 상태를 논하면 한의사들이 날카로운 질문을 했다.

"선생님, 사주와 체질의 관계가 인체에 적용된다는 것을 무슨 근거로 알 수 있습니까?"

그러면 나는 이렇게 말했다.

"태음력으로 15일이 되면 보름달이 뜨고, 30일에는 그믐이 되어 깜깜한 것을 무슨 근거로 알 수 있습니까? 봄, 여름, 가을, 겨울이 변함없이 순환하는 것을 무슨 근거로 알 수 있습니까? 자연법칙이 정확하게 순환하는 것은 근거를 필요로 하지 않습니다. 사주는 자연법칙의 순환을 나타내기 때문에 인간에게 정확하게 적용될 수 있습니다. 그래서 사주를 보면 자연법칙을 적용하여 체질의 관계를 명확하게 분석할 수 있습니다."

"자연법칙이 실제로 인체에 적용됩니까?"

"자연법칙은 원리와 통계, 수치적으로 하늘과 땅, 인간, 물질에 골고루 적용됩니다. 사주학의 자연법칙이 인체에 적용된 것은 수천 년간 검증된 통계와 원리가 있습니다."

그들은 대개 자연법칙과 사주를 별개로 생각한다. 하지만 인간 역시 자연이고 사주학은 자연법칙이다. 모든 식물이 파종 시기에 따라 수확이 결정되는 것처럼 사주의 시간과 인간의 체질 및 건강은 관련성이 깊다. 흔히 사주를 본다고 할 때 운명만을 떠올린다. 사실은 그렇지 않다. 사주는 자연학으로서 운명예정론이 아니라 음양오행론으로 체질과 건강을 통해 운명을 만들고 경영할 수 있는 원리를 담고 있는 것이다.

나는 한방역학 강의를 할 때 핵심적 키워드를 늘 체질과 건강으로 한다. 몸과 마음의 통합적 작용으로 보면 체질을 통해 몸과 마음의 작용을 개선시키거나 건강해질 수 있기 때문이다. 체질의 개념은 체(體)가 몸이고 질(質, 바탕 그대로의 성질)은 마음이다. 그래서 체질을 알면 건강을 알 수 있고 그 외의 여러 가지 정보들을 알 수 있다.

나는 사주와 체질의 관계를 알기 전에는 정신적 상태를 본성 혹은 운명으로만 여겼다. 개인적인 얘기를 하자면 나는 어릴 때부터 남달리 고집이 세고 신경질적이었다. 부모님은 막내인 나를 꼬마 가장이라고 하며 아예 간섭을 하지 않을 정도였다. 나중에 성장하여 대학에 다닐 때도 그 성격은 어김없이 드러나 심한 성격장애를 일으켰다. 침통함, 자살하고픈 충동, 불같이 일어나는 정열과 신경질, 심각한 감정의 변화 등이 있었다.

그 원인을 알기 위해 건강에 관한 책들을 닥치는 대로 읽었지만 답을 찾을 수 없었다. 나중에 부산 금정산의 청룡동굴에서 8개월간 공부한 결과 그 원인을 찾아냈다. 심리적 원인과 더불어 사주와 체질의 관계에서 문제점을 발견했다.

나는 '소양인부체질에 태음인주체질'로서 신장이 약하고 폐의 열이 많은 증세가 있었다. 그러한 체질적 조건과 트라우마가 결합되어 병증을 찾지 못했던 것이었다. 그런데 사주학의 체질을 통해 '아하, 이거구나!' 하고 증세를 알아내어 체질 개선을 했다.

체질적인 문제는 몸의 병증과 심리적 병증을 동시에 포함한다. 그렇기 때문에 원인을 알면 해결책을 찾기 쉽다. 나의 체질적 병증인 상기증은 두 가지 요인의 자연치유를 필요로 했다. 첫 번째는 심리학 공부를 해서 트라우마를 치유하는 것이고, 두 번째는 영양요법으로 미네랄을 강화하고 열을 내리는 것이다. 나는 그 두 가지 요인을 제거하는 자연치유요법으로 정상적인 상태를 회복했다. 그 후의 건강과 에너지 수준은 놀랄 정도로 달라졌다. 지금도 책을 읽고 찾아온 분들이나 몇 년 만에 만난 분들은 꼭 이렇게 말한다.

"왜 이렇게 젊으십니까? 나이를 거꾸로 드시는 것 같습니다."

절대로 자랑이 아니다. 나는 지난 15년간 매년 그 소리를 들었고 앞으로도 그럴 것으로 확신한다. 체질이 개선되고 에너지가 넘치면 나이라는 숫자는 거꾸로 내려가기도 한다.

체질의 에너지 수준이 젊음과 질병으로 나타난다는 것은 경험한 분들은 다 알고 있다.

실제로 나는 사주와 체질로 수많은 사람들을 상담했고 자연치유법을 알려주어 큰 효과를 보았다. 한방역학 강의에서도 수많은 환자들의 체질 분석을 통해 증세와 함께 처방까지 가르쳤다. 그 결과는 한결같이 '맞다' 였고 심지어 '틀림없다' 라는 반응이었다.

지독히 서양의학적 사고를 하는 한의사를 가르칠 때의 일이다. 처음 그 한의사는 거의 사주를 미신시하는 관점이라서 질문을 해도 사사건건 걸고넘어지는 식이었다. 사주는 음양오행으로 구성되어 있다고 하면 "왜 만물이 이 다섯 가지 오행밖에 없느냐?"라는 식이었다.

　그래서 자세하게 설명을 해주었다.

　"태양계의 9행성 중 지구에 가장 강한 영향을 미치는 별이 목성, 화성, 금성, 토성, 수성 5행성입니다. 그들 행성이 다섯 가지 원소에 영향을 미치는데, 인체에도 그 다섯 가지 원소 중심으로 작용합니다. 음양은 달과 태양의 에너지이고, 그 다섯 가지 오행이 가장 중심적인 영향을 미치기 때문입니다."

　처음에는 부정적인 인식을 지녔던 그도 나중에는 인정을 하며 열심히 공부했다. 지금은 그가 더욱 사주를 예찬하고 적극적으로 연구하고 있다. 그는 임상 경험상 사주와 체질의 원리는 과학적이며 적중도가 높은 학문이라고 했다. 그는 지금도 가끔씩 전화로 문의를 해오고 있다. 깊은 산속 옹달샘 물을 뱀이 마시면 독이 되고, 젖소가 마시면 우유가 된다. 그와 같은 관점으로 보면 사주와 체질의 관계역시 어떻게 연구하여 활용하는가에 따라 높은 가치로 나타날 수 있는 것이다.

3 사주와 체질의 코드가 몸과 마음을 변화시킨다

"사주를 보면 체질을 알 수 있나요?"

"예, 사주를 보면 체질을 알 수 있고 몸과 마음의 설명서를 볼 수 있습니다. 그래서 사주와 체질의 상태에 따라 몸과 마음이 변화되는 것도 알 수 있습니다. 단순히 체질을 아는 것에서 그치는 것이 아니라 몸과 마음을 변화시킬 수 있는 방법도 알 수 있습니다."

사주와 체질의 관계에 대해 궁금증이 많은 분과 대화를 나눈 내용이다. 일반인들은 체질을 얼굴과 체형을 보고 감별하거나 성격의 설문지로 알 수 있다고 믿는다. 하지만 그런 방법은 관점에 따라 오차가 많이 발생한다. 그렇기 때문에 관점이나 설문지로 이루어지는 감별보다는 바이오리듬처럼 타고난 생년월일시가 훨씬 정확하고 객관적인 분석을 가능하게 해준다. 실제로 사주로 체질을 보면 틀림없이 적중하기 때문이다.

나는 사주와 체질의 관계를 연구하면서 몸과 마음의 변화를 많이 경험했다. 사주와 체질을 통해 한 사람의 성격, 적성, 특성, 건강을 알 수 있고 그 변화를 예측할 수 있었다. 나는 한방역학 강의와 상담을 통해 그러한 분석이 당연한 사실이라는 것을 확인했다. 사주와 체질의 관계에 대한 검증은 진검승부를 통해 이루어졌다. 특히 강의를 할 때에는 청문회에 불리어 나간 듯 검증이 날카롭고 세밀하게 진행되었다.

"선생님, 이분은 무슨 체질이고 어떤 부위에 문제가 있겠습니까?"

이러한 질문을 수도 없이 많이 받았다. 나는 사주를 통해 체질과 약한 장부를 비롯하여 운세까지 알아맞히는 시험을 수없이 치렀다. 그리고 7년간 한방역학 강의를 하면서 그러한 시험에 대해 모두 합격점을 받았다.

일반인들을 대상으로 한 상담에서도 마찬가지였다. 상담 그 자체가 사주와 체질의 관계일 경우에는 마치 시험을 치르는 것 같았다. 어떤 문제이든 해답을 찾아주어야 하고 좋은 결과가 나타나야 했기 때문이었다. 사주와 체질의 관계는 정확하게 일치했다. 수많은 병원들을 다녀도 원인을 찾지 못한 증세나 질병에 대해서도 명확한 답변을 찾을 수 있었다. 그뿐 아니라 사주와 체질에 따른 자연요법을 제시할 수 있었다. 그 결과, 식이요법과 운동요법을 비롯한 식품요법 등으로 많은 분들의 건강과 운세를 좋아지게 해줄 수 있었다.

사주와 체질의 관계에 대한 이론을 정립하던 초기에는 약간의 두려움을 지니기도 했다. 사주와 체질의 관계에서도 예외가 있을 수 있고 틀릴 수도 있을 것이라는 생각이 들었기 때문이었다.

하지만 시험을 치르고 상담을 할수록 예외 없이 정확하다는 것을 확인할 수 있었다. 지금까지 사주를 3만 건 이상 감정한 결과 명백하게 사주와 체질의 관계가 일치했다.

또 사주와 체질의 관계를 알면 병의 원인을 찾을 수 있고 처방이나 자연치유가 쉽다는 것도 확인했다. 그 점 역시 임상의학적인 실험과 검증으로 명확하게 확인한 사실이다.

따라서 사주를 보면 체질을 알 수 있다. 사주와 체질의 관계가 정확히 일치하며, 몸과 마음을 다스릴 수 있는 원리를 활용할 수 있다.

사주와 체질의 관계를 알 수 있는 음양오행론의 원리

음양(陰陽)은 태양(양기)과 달(음기)이고 오행(五行)은 목(木), 화(火), 토(土), 금(金), 수(水)이다.

음양은 빛과 열, 파동으로 작용하며, 오행은 물리적이고 화학적으로 나타난다. 그래서 오행의 원소기호는 목은 산소, 화는 탄소, 수는 수소, 금은 칼슘, 토는 질소로 작용한다.

인체를 구성하는 주요 성분인 산소, 탄소, 수소, 칼슘, 질소인 것과 일치한다. 그래서 이러한 음양오행이 두뇌와 오장육부에 분배가 된 조건으로 체질을 알 수 있다.

그러면 사주와 체질의 관계를 알 수 있는 음양오행과 장부의 관계를 알아보자.

음양과 인체 기에너지의 관계

음기 : 차가운 기운, 체액, 정액, 뼈대, 신장, 폐장, 췌장, 하반신, 기운의 하강, 부교감신경

양기 : 따뜻한 기운, 신경, 혈액, 근육, 심장, 간장, 비장, 상반신, 기운의 상승, 교감신경

오행의 천간지지와 오장육부의 관계

천간(天干)

천간	甲	乙	丙	丁	戊	己	庚	辛	壬	癸
장부	담	간장	소장	심장	위장	비장	대장	폐장	방광	신장

지지(地支)

지지	장부	인체	얼굴
子	신장	비뇨기, 자궁, 음부, 월경, 고환	귀
丑	췌장	맹장, 췌장, 복부, 아랫배, 손	아랫입술
寅	담낭	동맥, 근육, 팔, 무릎, 관절	머리
卯	간장	말초신경, 근육, 손가락, 발가락	눈
辰	십이지장	피부, 겨드랑이, 등, 허리, 소화기관	뺨
巳	소장	삼초, 치아윗잇몸, 인후, 편도선	혓바닥
午	심장	마음, 눈빛, 정신, 심포, 시력	눈빛
未	비장	배, 척추, 복부, 비장, 윗배	윗입술
申	대장	정맥, 골수, 근골, 관절, 피부	치아
酉	폐장	기관지, 폐, 뼈, 혈관, 피부	코
戌	위장	명문, 가슴, 위신경, 갈비	뺨
亥	방광	소변, 생식기, 혈맥, 장딴지	콧구멍

앞의 도표에서 알 수 있듯 음양오행과 오장육부의 관계는 정확히 일치한다.

음양은 음이 땅 기운이고 양은 하늘 기운이다. 오행은 하늘 기운으로 보면 오운이 되고, 땅 기운으로 보면 육기가 된다. 그것이 오장육부로 된 것이다. 사주와 건강의 관계에 있어 가장 기초가 되는 것은 이 음양오행과 오장육부의 일치점이다.

사주는 체질에 어떻게 적용될까?

사주는 생년월일시를 천간과 지지라는 음양오행론을 적용한 공식으로 체질을 본다. 예를 들어 양력으로 1981년 4월 1일 낮 2시에 출생한 사주를 살펴보자.

사주는 신유년(辛酉年), 신묘월(辛卯月), 기유일(己酉日), 신미시(辛未時)라는 음양오행이 적용된다. 기본적인 공식은 다음과 같다.

辛己辛辛

未酉卯酉

69	59	49	39	29	19	9	대운
甲	乙	丙	丁	戊	己	庚	
辛	酉	戌	亥	子	丑	寅	

이를 분석하면 이 사주는 태양인부체질에 태음인주체질이다.

성격은 철저하고 완벽한 기질과 함께 고지식하고 과묵하다. 적성은 일반 사무직보다는 실무 처리 분야의 업무를 잘하며 공직이나 기업체에서 활동하는 것이 적합하다. 선천적인 병증은 신장과 췌장의 기능이 약하며 장이 예민하다. 폐의 실증(實證)으로 인해 상대적으로 심장의 기능이 약하여 싫증을 잘 느끼며 정신력이 약하기 쉽다.

이 사주는 이렇게 적용이 되며 정밀분석을 하면 데이터가 많이 나올 수 있다.

만약 이 사주를 운명예정론으로 보아 운명을 논하면 다양한 관점이 나올 것이다. 하지만 그것은 확률적으로 잘 맞을 수 없다. 1981년 4월 1일 낮 2시에 태어난 전국의 신생아는 최소한 400명쯤은 되기 때문이다. 그들의 운명이 모두 같을 수는 없다. 그러나 그들이 그 시간에 태어났다는 것은 태양과 달, 지구의 천체도적 측면에서는 동일하므로 체질은 동일하다. 동일한 생년월일시의 사람들을 대상으로 조사해본 결과 사실로 확인되었다.

그러한 점에 관해 어떤 한의사는 내게 이렇게 물었다.

"선생님, 정말 체질이 날 때부터 정해진다면 건강 상태도 결정되어 있는 것입니까?"

나는 이렇게 대답했다.

"물론 타고난 체질은 중요합니다. 그러나 후천적 환경이나 조건에 의해 체질과 건강의 상태는 변수가 많습니다. 체질과 건강은 고정되는 개념이 아닙니다. 체질이 개선되면 언제든지 건강이 좋아질 수 있기 때문입니다.”

실제로 체질을 개선하면 건강의 상태나 에너지의 수준을 얼마든지 상승시킬 수 있다.

따라서 사주와 체질의 코드는 몸과 마음의 변화를 컨트롤할 수 있다는 장점이 있다. 예를 들어 몸의 병증이 심하면 마음을 치유하고 안정시켜 건강하게 할 수 있다. 반대로 마음에 병이 들면 몸을 치유하여 에너지가 넘치게 함으로써 건강하게 할 수 있다.

사주와 체질에는 이러한 몸과 마음의 상응 관계를 알 수 있고 변화시킬 수 있는 원리가 있다.

그렇기 때문에 사주와 체질을 알면 몸과 마음의 이상 징후나 병증을 자연치유할 수 있고 나아가 최고의 상태로 만들 수 있다. 몸과 마음은 고정불변이 아니다. 끊임없이 변화하여 때로는 좋은 방향으로, 때로는 나쁜 방향으로 움직일 수 있다. 그러한 때에 사주와 체질을 알면 스스로 컨트롤할 수 있고 몸과 마음을 자신이 원하는 방향으로 이끌어갈 수 있다.

따라서 자신이 원하는 몸과 마음을 만들어 건강하고 성공적인 삶을 영위할 수 있는 것이다.

4 체온의 균형이 건강과 운세에 미치는 영향

"저는 겨울이 되면 손발이 얼음장처럼 차갑습니다."

인체의 수분 함유율이 높은 여성 중 상당수가 수족냉증을 겪고 있다. 손발이 얼음장처럼 차거나 아예 시리다고 말하는 분들도 있다. 현대의학에서 인체의 평균체온은 섭씨 36.5도라고 하는데 상식에 맞지 않는 말이다. 그러나 당사자는 냉증을 호소하고 있으며 실제로 만져보면 손과 발이 차갑다. 평균체온과 달리 개별적인 체온은 그렇게 차이가 난다.

나는 손발이 얼음장처럼 차다는 여성에게는 이렇게 말한다.

"멋도 좋지만 내의를 입고 양말을 두껍게 착용하십시오. 차다는 것은 그 특정부위에 기혈 순환이 잘 안 되고 있다는 몸의 신호입니다. 체온을 유지하기 위해서는 무엇보다 보온이 우선입니다. 만약 그대로 차게 내버려두면 생리불순, 변비, 민감성대장증후군 등의 여러 증세가 생기기 쉽습니다. 또 면역성이 떨어져 감기와 기침 등 잔병치레를 할 수 있습니다."

그렇게 말하면 일부 여성은 반문을 한다.

"옷을 많이 입는다고 해서 손발이 찬 것이 없어지겠습니까?"

"금방은 아니지만 당연히 보온이 잘 되면 찬 부위가 차츰 따뜻해집니다. 건강 관리의 기본은 체온입니다. 만약 체온이 떨어지고 에너지가 약화되면 당연히 운세가 나빠집니다. 체온의 불균형은 운세(運勢), 즉 에너지의 흐름을 꺾기 때문에 대단히 좋지 않습니다."

그렇게 말하면 대부분 이해한다. 쉬운 예로서 개미와 베짱이의 이야기를 보아도 알 수 있다. 개미와 베짱이의 여름은 따뜻한 날씨로 인해 좋은 운세를 상징한다. 그런데 그 좋은 운세의 기간 동안 개미는 땀을 흘리며 일하고 베짱이는 노래하며 논다. 그러다가 겨울이 되어 운세가 나빠져서야 베짱이는 춥고 허기진 채로 개미의 집을 방문한다. 체온은 그렇게 건강뿐 아니라 운세에까지 영향을 미치는 것이다.

한의학에서 외감병(外感病)은 외부의 기운에 영향을 받아 발생하는 증세를 뜻한다. 체내의 정기(精氣)가 외부의 사기(邪氣)에 상대하는 평형이 깨어져 발생한다. 특히 각 계절의 기후 특징인 육기(六氣), 즉 풍(風), 한(寒), 서(暑), 습(濕), 조(燥), 화(火)의 여섯 가지 기후 변화가 지나치면 병이 생긴다고 보는 이론이다. 이 외감병의 주요 원인이 체온이고 몸 안에서 생기는 병인 내상병(內傷病)에도 깊은 영향을 미친다. 따라서 체온이 균형을 잡고 있으면 정기가 좋은 상태로 외부의 사기를 막을 수 있다. 체온은 이토록 중요한 작용을 한다.

뜨거운 체온체질과 차가운 체온체질 구별법

뜨거운 체온체질	차가운 체온체질
체온이 따뜻하다.	체온이 차다.
몸에 땀이 잘 난다.	몸에 땀이 잘 안 난다.
내쉬는 숨이 강하다.	들이마시는 숨이 강하다.
맥박이 빠르고 강하다.	맥박이 약하고 느리다.
활동성이 강하다.	조용히 있기를 좋아한다.
소화 기능이 좋고 식욕이 왕성하다.	소화 기능이 약하고 식욕이 적다.
차가운 음식을 좋아한다.	따뜻한 음식을 좋아한다.
수분의 섭취가 많다.	수분의 섭취가 적다.
얼굴에 불그스레한 빛이 돈다.	얼굴에 거무스레한 빛이 돈다.
변기가 잘 된다.	설사하기 쉽다.
상체에 열을 잘 느낀다.	하체에 찬 기운을 잘 느낀다.
추운 날씨에 강하다.	따뜻한 날씨를 좋아한다.

도표에서 나타난 대로 기본적인 체온체질이 구별된다.

만약 위의 기준으로 체온체질을 알 수 없다면 무료로 체온체질을 알 수 있는 사이트(www.28chejil.com)에 접속하여 자세한 체온체질을 보고 참고할 수 있다. 정상적인 체온으로 만드는 자연요법도 제시되어 있다.

체온체질에 대해 강의할 때 가장 많이 받는 질문이 있다.

"선생님, 겉은 차고 속(내장)은 뜨거운 사람을 어떻게 구별합니까? 혹은 상반신은 뜨겁고 하반신은 찬 사람은 왜 그렇습니까?"

진지하게 의문을 제기하면서 사주로 그것까지는 알 수 없을 것이라는 표정을 짓는다.

"인체는 36.5도의 체온을 유지해야 한다는 전제가 있습니다. 그 결과, 인간은 태양열을 받아서 기본 체온을 유지해야 하므로 신체 내의 갑상선 호르몬이 체온 유지를 하는 역할을 합니다. 따라서 체질적인 조화가 맞지 않으면 겉은 차고 속은 뜨거운 사람이 있을 수 있습니다. 반대로 속은 차고 겉은 뜨거운 체질도 있을 수 있습니다. 그것은 음양과 오행의 부조화로 나타나기 때문에 알기 쉽습니다."

그러면서 사주를 풀어 확인을 시켜준다. 그러면 한의사들이 일제히 감탄한다.

"아하! 사주학 속에서 그런 것도 다 나옵니까? 정말 신비한 법칙이군요. 참으로 동양철학은 심오하다는 것을 느끼겠습니다."

정말 그렇다. 나 역시 사주학을 처음 공부할 때에는 운명예정론이라고 생각했다. 그런데 사주로 체질과 건강의 상태를 알 수 있다는 것은 아무리 생각해도 놀랍고 신기한 일이다. 서양철학도, 서구의 어떤 미래학도 해결하지 못할 오묘한 진리이다.

음양오행으로 알아보는 체온체질

나는 사주상으로 남달리 태양의 기운과 화성의 기운을 많이 받아 감정이 풍부하고 예민했다. 그래서 일찍부터 '인생은 무엇인가? 나는 누구인가?' 하는 원초적인 의문에 휩싸였다.

유년 시절인 열 살 때 두 살 위의 누나가 갑자기 세상을 떠난 것에 큰 충격을 받은 탓도 있었다. 그 이후 닥치는 대로 철학서를 읽고 또 읽었다. 대학 전공도 철학으로 선택하여 의문을 풀려고 노력했다. 그러나 서양철학은 근원적인 의문보다는 인식과 관념이라는 주제를 주로 다룬 관계로 큰 도움이 되지 않았다. 반면에 동양철학은 보다 본질적인 문제에 접근해 있었다. 특히 사주학은 동양적인 미래학으로 가치를 지니고 있는 것 같았다.

나는 고등학교 때부터 도사로 불릴 만큼 동양철학에 심취했다. 그러나 동양철학은 시작은 쉬워도 갈수록 난해했다. 그 끔찍한 깊이와 심오함 때문에 얼마나 방황했던가! 나는 첩첩산중 깊은 동굴 속에서 혹은 조용한 사찰에서 무수한 시간을 공부하고 연구를 거듭하며 보냈다. 수많은 동양철학 대가들을 찾아다녔던 것은 당연했다. 흔히 사주학은 수재가 30년 공부를 하거나 사법, 입법, 행정의 고시 3관왕이 될 만큼 공부해야 깨칠 수 있다고 한다. 또한 선생이 없이는 절대로 불가능한 학문이라고도 한다. 어떤 분야든 그렇겠지만 사주학은 더더욱 그렇다.

그러므로 음양오행으로 체온체질을 알아내는 것도 그리 간단하지 않았다. 하지만 원리를 알면 그 다음은 쉽다. 사주에 관한 음양오행을 안다면 찬 체질인지 뜨거운 체질인지 금방 알 수 있다. 체온체질을 간과할 수 없는 것은 그것을 알아야 체질을 개선할 수 있기 때문이다.

한번은 잘 아는 새댁이 근심스러운 눈빛을 하고 나를 찾아왔다.

"선생님, 큰일 났습니다. 제 남편이 마구잡이로 신경질을 내고, 머리는 원형탈모증이 심하고, 자꾸 직장을 그만두겠다고 합니다. 제가 지금 임신 중만 아니라면 대신 직장에 나가고 남편은 웬만하면 쉬게 하고 싶은 심정입니다. 대관절 왜 그럴까요?"

나는 그녀의 남편이 왜 갑자기 그렇게 변했는지 의아해하면서 사주를 보았다. 그 사람은 1967년 5월 6일 오전 10시경 출생이었다. 사주는 정미년(丁未年), 병오월(丙午月), 경신일(庚申日), 신사시(辛巳時)였다. 우선 체질을 보니 위의 도표에서 보듯이 뜨거운 체질이었다. 사주상으로 심장의 화기가 강하여 열이 흉상부로 올라가는 정도가 심했다. 그 결과, 간장이 약해 피로가 심하고 신장이 약해 머리에 원형탈모 증상이 나타나는 상태임을 알 수 있었다. 운세를 보니 화성(불 기운)이 더욱 강해지는 시기가 되어 건강과 운세에 큰 영향을 미치고 있었다.

그래서 진지하게 새댁에게 말했다.

"남편은 지금 건강 상태가 좋지 않습니다. 늘 피로에 절어 있고, 심한 스트레스와 신경질로 신경이 곤두서 있는 상태입니다. 그렇지 않던가요?"

"그래요, 정말 그래요. 집에 오면 누워 자기 일쑤고 심한 스트레스로 신경질만 부려요. 어째서 그렇죠?"

그녀가 근심 어린 눈빛을 하면서 물어왔다.

"지금 이분은 체온체질의 균형이 깨어져 있습니다. 심장의 화기가 과도해서 폐 기능이 약화된 탓으로 매사에 의욕을 상실한 것 같습니다."

"선생님, 지난달에 시어머니가 보약을 두 재나 지어서 먹였는데요? 지금도 먹고 있어요."

그녀가 그렇게 말하는 순간 혹시나 싶어서 물어보았다.

"혹시 그 보약을 시어머니 혼자 가서 지어 오신 것 아닙니까?"

그녀는 어찌 그런 것까지 아느냐며 놀란 표정이 되었다.

"맞습니다. 녹용과 인삼을 아주 많이 넣어 비싼 값을 치렀다고 했어요."

나는 그럴 것이라고 추측했던 것이 맞았구나 싶었다.

"잘 생각해보세요. 남편이 그 약을 먹고 나서 더 신경질적이 되고, 원형탈모증이 생기고, 직장 다니기를 싫어하지 않던가요? 그 시기를 잘 생각해보십시오."

그러자 그녀는 간지러운 부위를 누군가 긁어준 것처럼 큰 소리로 말했다.

"진짜 그런 것 같아요. 그 한약을 복용한 후에 더욱 심해진 것이 사실이에요."

나는 체온체질을 정확히 알고 그에 맞는 체질 개선을 해야 한다고 설명해주었다.

"선생님, 그럼 괜찮아질까요? 건강이 좋아지면 운세도 좋아지는 것이 맞나요?"

"그럼요. 건강이 좋아지면 에너지 수준이 높아지면서 운세가 상승

합니다. 건강은 운세에 직접적인 영향을 미치고 운명을 창조하는 기본이 됩니다.”

그녀는 나와 오래전부터 잘 아는 사이였으므로 체온체질에 대해 충분히 이해하는 것 같았다. 나는 그녀에게 체온체질을 정상화할 수 있는 구체적인 자연요법을 일러주었다. 그 결과, 그녀의 남편은 체온체질이 정상화되면서 건강을 회복했다.

체온은 체질에 그렇게 중요한 영향을 미친다. 따라서 체온의 균형이 잡혀야 건강하고 운세가 좋아질 수 있는 것이다.

5

건강과 에너지의 수준이 운세의 동력이다

음양오행학을 인체에 적용하면 두뇌와 오장육부의 기능을 나타낸다.

그래서 옛날부터 두뇌와 오장육부의 상태로 그 사람의 됨됨이를 표현하는 말이 많이 사용되기도 했다. 두뇌와 오장육부가 성격이나 한 사람의 특성을 표현하는 언어는 상당히 많다.

"그 사람 골(두뇌)이 비었어."

"그 사람은 담력이 세지."

"그 사람 심보가 고약해."

"그 사람 쓸개가 빠졌어."

"부아(폐)가 치밀어."

등등의 말을 곧잘 한다. 골이 비었다는 것은 두뇌의 에너지가 약하다는 것을 뜻한다. 또한 담력이 세다는 것은 담이 발달되어 무서움을 모른다는 말이다. 심보, 쓸개, 부아 등도 마찬가지로 장부와 한 사람의 특성을 나타낸다.

그것을 자동차로 비유하면 어떻게 될까? 우선 심장은 엔진이 되고, 간장은 연료 공급을 하는 액셀러레이터가 되며, 위장은 연료통이 된다. 그리고 폐는 라디에이터가 되고, 신장은 윤활유가 된다. 인체로 보자면 오장육부는 기능이 각기 다른 부속이 되는 것이다. 그러므로 두뇌와 오장육부의 상태가 건강의 척도이고 나아가 운명이 되는 것은 분명한 사실이다.

오장육부와 음양오행의 관계

오장과 음양오행

오장	간장	심장	비장	폐장	신장
오행	木	火	土	金	水
천간	乙	丁	己	辛	癸

육부와 음양오행

육부	담낭	소장	위장	대장	방광	삼초
오행	木	火	土	金	水	相火
천간	甲	丙	戊	庚	壬	丙

사주를 보면 한 사람의 두뇌와 오장육부의 상태를 알 수 있다. 사주상의 음양오행으로 체질과 건강을 알 수 있기 때문이다. 그런데 문제는 과연 사주상의 음양오행과 인체의 두뇌와 오장육부의 기능상 허실이 일치하는가 하는 여부이다.

실제로 한의사들을 대상으로 강의할 때 못 믿겠다는 표정과 반문을 많이 접했다.

"선생님, 도대체 어떻게 출생의 시기가 오장육부에 영향을 줍니까?"

단도직입적으로 의심을 나타내는 분들도 많았다. 나는 단호하게 말했다.

"출생 시기에 따라 태양계의 지구가 받는 목성, 화성, 토성, 금성, 수성의 인력과 중력의 관계가 다르기 때문입니다. 자연히 인간은 출생 시기에 따라 체질과 건강에 많은 영향을 받습니다."

그렇다. 누구도 부정할 수 없는 기의 작용은 실제로 인간의 출생 시기 때 가장 강력하다.

그러나 사주와 오장육부의 관계를 아무리 설명해도 일부 한의사들의 반응은 시큰둥했다. 선배 또는 친구의 소개나 권유를 받아 배우러 오긴 했으나 설마 사주만 보고 뭘 알겠느냐는 투였다. 그럴 경우 나는 확실한 시범을 보이는 것이 빠르다는 사실을 잘 알고 있었다.

"김 원장님의 체질 분석을 하겠습니다. 정확한 생년월일시를 알려 주십시오."

"개띠에 10월 5일 아침밥 먹을 때 태어났다고 합니다."

"그래요, 그럼 제가 사주로 체질을 분석하고 건강에 대해 말씀드리겠습니다."

나는 사주와 체질을 분석한 후 말했다.

"김 원장님은 태음인부체질에 태양인주체질입니다. 선천적으로 폐가 나빠서 어릴 때 폐렴을 앓았기 쉽습니다. 또 비장이 약한 상태라 냄새에 민감합니다. 변덕이 많고, 수족에 힘이 잘 빠지고, 열이 머리로 올라와서 피로감이 심하게 나타납니다. 상체의 열은 많은데 장은 차서 예민합니다. 성격적으로 결벽성이 있어 철저하고 완벽한 것을 좋아합니다.”

그쯤 말을 하자 그는 고개를 끄덕이면서 말했다.

“그래요. 맞습니다. 어떻게 그처럼 정확하게 알 수 있는지 궁금합니다.”

그는 눈을 크게 뜬 채 반쯤 입을 벌리고 다물 줄을 모르다가 한참 후에 말했다.

“사주에 체질이나 병증 같은 것도 다 나옵니까?”

“예, 그렇습니다. 정확하게 나옵니다. 체질을 알아야 건강 상태를 분석할 수 있습니다. 김 원장님 같은 사주는 성격이 급하면서 뒤끝이 없고, 의욕적이며, 명분과 가치를 중시하는 경향이 있습니다. 관계론적으로는 아버지와 인연이 약하며, 애처가이고, 친구와 후배보다는 윗사람과의 관계가 좋습니다.”

그러자 그가 반문했다.

“맞는 말씀입니다. 그런데 건강에 관한 말씀을 하다가 갑자기 운명과 연결시키는 것이 이해가 안 됩니다. 선생님, 건강과 운명이 무슨 상관이 있습니까?”

“상관이 있습니다. 건강 상태에 따라 에너지의 수준이 다르고 운세가 달라집니다. 운세가 운명을 만들기 때문에 결국 건강과 운명은 같은 개념이 될 수 있습니다. 그래서 두뇌와 오장육부의 기능이 운명적 흐름과 관련이 깊습니다. 성격이나 적성, 체질, 에너지가 곧 운명을 만드는 중대한 요소이기 때문입니다."

그렇게 말하자 대부분 이해하겠다는 표정을 짓고 있었다.

실제로 두뇌와 오장육부가 건강이고 운명이다. 건강과 운명은 그만큼 직접적인 관련성이 있다. 다만 일반적인 운명예정론과 차이가 있다면, 팔자가 정해졌다거나 운명을 미리 안다거나 하는 것이 아니다. 팔자는 정해져 있지 않고 운명을 미리 알 수는 없다. 자신이 팔자를 정하고 운명은 만들어가야 하는 것이다. 그래서 자신이 원하는 운명을 만들기 위해서는 체질을 알고 에너지가 넘치도록 건강해야 한다. 건강해야 꿈과 비전을 세우고 목표를 정하고 성취를 이룰 수 있는 것이다.

두뇌와 오장육부가 건강과 운명에 미치는 영향

사주학은 모르면 먹구름 같은 의문덩어리지만 알면 빛과 희망이 되는 학문이다.

나는 사주학에서 자연학으로서의 가치를 분명히 발견했다. 인간이 자연의 일부로 지닌 조건들인 체질, 성격, 적성, 건강, 에너지의 수준 등을 찾아냈다. 그 발견은 대단한 것이었다.

처음 사주와 체질, 건강, 운명을 연구할 때에는 무수한 순례가 있었다. 유명하다는 철학관은 다 찾아다녔다. 최소한 500군데 이상의 용한 곳(?)을 찾아가서 질문하고 연구하는 데에 수많은 풍상을 거쳤다. 그러나 그렇게 연구를 해도 알 수 없는 그 무엇 때문에 깊은 산으로 들어가서 기공과 연구를 병행하면서 깨침의 소리를 들었다. 사주는 몸과 마음의 사용설명서이며, 운명은 만들어가고 경영하는 것임을 알게 된 것이다.

나는 누구나 운명을 만들고 경영하면 성공할 수 있다는 사실을 안 다음부터 세상을 보는 관점이 변했다. 정해진 운명이 아니라 만들 수 있는 운명은 얼마나 희망적인가.

중요한 것은 사주에 타고난 것이 아니라 사주와 체질을 알고 잘 활용하면서 운명을 만들고 경영할 수 있다는 점이다. 그런데도 수많은 사람들이 타고난 조건이나 환경을 탓하는 것은 안타까운 일이다. 그들은 사주와 체질을 보아 운명을 만들 수 있고 경영할 수 있다고 하면 대개 의심부터 한다.

"선생님, 사주와 체질상으로 건강한 사람은 누구나 성공할 수 있습니까? 건강하지 않은 부자나 성공한 사람도 많지 않습니까?"

당연한 의문이다. 그에 대한 대답은 간단하다. 사주와 체질상으로 건강하다는 것은 몸과 마음의 에너지가 왕성하다는 뜻이다. 단순히 체력이 좋거나 병이 없는 상태만을 의미하지는 않는다. 예를 들어 성공의 필수조건으로 긍정적 사고를 강조하지만 그것은 아무에게나 적용되는 것이 아니다. 수없이 많은 성공 서적이 긍정과 내면의 힘을 이용할 것을 주문하지만 그것이 그리 쉬운가? 그것이 안 되는 이유는 에너지의 상태가 긍정과 내면의 힘을 결정하기 때문이다. 생각으로 아무리 긍정을 외쳐도 긍정이 안 되는 이유가 그 때문이다.

에너지의 수준과 마음의 상태

강한 에너지의 수준 : 긍정, 희망, 도전, 열정, 의욕, 사랑, 이타심, 적극적, 기쁨, 즐거움, 행복

약한 에너지의 수준 : 부정, 절망, 포기, 권태, 무기력, 미움, 이기심. 소극적, 불쾌, 괴로움, 불행

건강의 상태를 병이 없는 기준으로 볼 것이 아니라 에너지의 수준으로 보는 것이 맞다. 에너지가 넘치면 강한 에너지의 수준이 되어 저절로 긍정적이 되며 희망과 함께 도전을 하게 된다. 실제로 두뇌와 오장육부의 기능이 좋으면 에너지의 수준이 높아지며 그런 사람이 된다.

건강과 운명을 감정하면서 두뇌와 장부의 기가 흐려져 실패하는 사람들을 많이 보았다. 또 능력이 있는데도 에너지의 수준이 떨어져서 부정, 권태, 무기력 등으로 고생하는 사람들도 많이 보았다. 각각의 인간이 타고나는 선천적 조건은 그렇게 편차가 크지 않다. 그런데 노력보다는 욕심을 앞세워 실패를 자초하는 경우가 많다. 그 사례를 들자면 이루 헤아릴 수 없다.

그중 대표적인 사례가 씁쓸하게 떠오른다.

한번은 사업을 하는 강 사장이 동부인하여 나를 찾아왔다. 건강과

운세 상담을 하러 들른 것이었다. 나는 그 사람들의 관상을 먼저 참고해보았다. 남편인 강 사장의 얼굴을 보니 거의 사색이었으며, 그의 부인은 어두운 표정을 짓고 있었다. 사주를 보니 그럴 만도 한 상태였다. 건강이 극도로 악화된 상태이고 파산의 운세가 기다리고 있었다.

나는 냉정히 잘라 말했다.

"강 사장님, 제가 말씀드리기 전에 꼭 제 말대로 하겠다고 약속하실 수 있겠습니까?"

"예, 물론입니다. 제가 언제 선생님 말씀을 안 들었던 적이 있습니까? 말씀하십시오."

"그럼 믿고 말씀드리겠습니다. 강 사장님, 건강상 내년까지는 사업을 정리하고 쉬세요. 건강과 사업, 운세 모두가 적신호입니다. 지금 시기는 마지막 불꽃이 필 때라 건강과 사업 모두 잘 되겠지만 앞으로 6개월 이후는 극히 위험합니다. 부부가 나쁜 운세에 접어들었습니다."

그러자 그는 평소와 달리 난색을 표했다.

"다시 봐주십시오. 그렇게 하기는 힘들 것 같은데요. 지금 새로 투자를 잔뜩 하고 있는 중인걸요. 건강도 약간 컨디션이 나쁜 것 외에는 괜찮고요."

"그래도 안 됩니다. 자금을 회수하고 정리하거나 그것도 안 된다면 믿을 만한 전문가를 영입해서 맡기고 건강 경영부터 잘 하셔야 합니다."

그러자 곁에 있던 부인이 고개를 끄덕이면서 말했다.

"그래요, 선생님 말씀을 듣는 것이 좋을 것 같네요. 제가 볼 때도 위험성이 너무 커요. 평소 당신은 안전주의인데 요즘은 너무 모험을 거는 것 같아요."

남편은 낙심한 듯이 말했다.

"정말 그런가요?"

그는 자기에게 동의를 해주기를 바랐지만 그럴 수 없었다. 그의 건강 상태가 지극히 나빠짐으로써 에너지의 수준이 바닥나면 그 다음 결과는 뻔하기 때문이었다.

"지금 폐에 이상이 있어 판단이 흐립니다. 또한 심장의 열이 상기되어 너무 욕심이 앞서 들뜬 상태입니다. 늦기 전에 병원에 가서 정밀진단을 받아보십시오. 지금 상태만으로도 체질을 개선하고 자연 치유를 하셔야 합니다. 사업은 최대한 정리를 하십시오."

나는 거듭 부탁하듯이 말했다. 남편은 고개를 갸우뚱하며 말했다.

"가능한 한 선생님 말씀대로 따르겠습니다."

그들 부부는 확실한 약속을 하지 않은 채 힘없이 돌아갔다. 약 8개월쯤 지난 뒤에 그 부인이 찾아왔다. 들어와서 인사를 하면서 부인은 눈물부터 지었다. 지나고 나면 후회해도 소용없는 일이다. 부인이 그간의 사정을 말했다. 남편은 처가 재산까지 동원하여 사업을 했는데 갑자기 부도가 나서 재산을 탕진했다. 게다가 병마저 걸려 병원에 가보았더니 폐암이었다는 것이었다. 부인이 말했다.

"그때 왜 선생님이 좀 더 강하게 만류하지 않으셨어요? 또 위험하다고 몇 번이나 강조를 해주셨더라면……. 선생님 말씀만 들었더라도 이 지경에 이르지 않고 목숨도 건졌을 텐데……."

그녀는 울면서 후회했다. 눈물을 짓던 그 모습이 아직도 눈에 선하다. 상담을 하다보면 꼭 불행한 일이 터진 뒤에 찾아와서 사후약방문을 하듯 '왜 더 강하게 만류하지 않았느냐'라고 원망조로 말하는 분들이 있다. 그들은 대개 건강 상태가 좋지 않고 에너지의 수준이 떨어져 있어 남의 탓을 할 수밖에 없다. 에너지의 수준이 높은 상태에서는 늘 감사해하고 남의 말에 경청을 한다. 그러나 에너지의 수준이 떨어지면 원망과 독단적 행동을 하기 십상이다.

실제로 두뇌와 장부의 기가 쇠퇴해지면 정신을 못 차리고 헤매는 예를 많이 보았다.

가끔씩 TV에 출연한 인기 정치인이 느닷없이 망언을 하고는 사라지는 예를 많이 보았을 것이다. 때로는 상식적으로 도저히 이해가 안 되는 언행을 하는 사람도 있다. 그 모든 것이 두뇌와 오장육부의 에너지적인 작용이다.

사람의 정신이라는 개념도 에너지 체계의 개념이다. 정기신혈의 에너지 체계를 줄인 말이 정신이다. 따라서 정신력이 강하다는 말은 에너지 체계가 안정되고 충만하다는 뜻이다.

또 패기가 있다는 말은 폐가 강하다는 말과 같다. 그래서 옛사람들은 호연지기를 기르라고 말했다. 그것은 두뇌와 장부의 기를 기르라는 말과 통한다.

두뇌와 장부의 기가 호연지기로 가득 차면 잠재능력이 극대화되어 장점이 나타난다. 반면에 특정한 장부의 기가 약하면 그 장부의 성향은 단점이 되어 성격으로, 운명이 되기도 한다.

이렇듯 사주의 음양오행과 두뇌와 오장육부의 에너지 상태는 정확히 일치하는 것이다.

TIP

몸과 마음이 통합체라는 사실을
입증한 과학적 연구 사례

몸과 마음은 통합체로서 서로 긴밀히 연결되어 있다.

이러한 사실을 전제로 한 연구들이 세계 여러 곳에서 과학적으로 행해지고 있다. 몸과 마음이 연결되어 있다는 전제는 일상적으로 느낄 수 있는 반응이지만 그것을 의학적으로 연구한다는 것은 쉬운 일이 아니다. 그럼에도 불구하고 일찍이 미국과 일본을 비롯한 선진국들에서는 신사고운동[2])을 의학적인 영역으로 활용했다.

❶ 미국 : 마음에서 생긴 만성통증은 마음을 치료함으로써 없앤다.

미국에는 《요통을 이기는 마음의 힘》이라는 책이 출간됨으로써 그 책을 읽기만 해도 통증이 없어지는 사례가 속출했다. 그 책을 읽고 15만 명 이상의 독자들이 등과 허리의 통증이 사라졌다고 알려왔다. 이 이론은 존 사노 교수가 창안한 것으로서 실효를 거두었다. 그는 30여 년간 최악의 통증 환자들을 치료했는데, 심각한 환자들을 대상으로 인체의 기능과 통증 양면에서 70% 이상

---

2) 생각으로 몸과 마음을 움직인다는 운동이다. 기존의 고정관념을 파괴한 새로운 생각의 운동이다. 생각으로 몸과 마음을 통제할 수 있으며, 내면의 힘을 통해 꿈을 이룰 수 있다는 이론이다.

의 완치율을 보였다. 나머지 환자들 중 15%는 40~80%에 이르는 증상 개선을 했다. 그는 30년간 무려 1만2천 명의 환자들에게서 이런 효과를 얻어냈다. 그는 마음에서 생긴 만성통증을 마음을 치료함으로써 완치시켰다.

❷ 일본 : 마음을 치료하여 온갖 난치병을 고친다.

일본에는 다른 나라에서는 볼 수 없는 독특한 진료과목이 있다. 정신과와 내과를 합한 것과 같은 심료내과(心療內科)이다. 심료내과에서는 심신증이라고 불리는 병, 즉 몸의 증상과 마음의 문제가 함께 결부된 질환들을 다룬다. 마음의 상처로 인해 생기는 모든 병을 치료하는 전문분야이다. 치료 사례를 기록한 《심료내과를 찾아서》(나츠키 시즈코 제)를 보면 거의 모든 환자들이 불치병과 난치병을 앓고 있었다. 그 책에는 14개의 증례가 있다. 요통, 양쪽 귀의 통증, 발작성 딸꾹질, 궤양성 대장염, 거식증, 항문통, 천식, 원형탈모증, 눈꺼풀 처짐 등의 각종 질환을 치료한 기록을 접할 수 있다. 그들 증세는 모두 마음을 치료함으로써 육체적 고통이 없어졌고 환자들이 건강해졌다.

❸ 프랑스 : 자기암시로 마음을 변화시켜 몸과 마음의 병을 치료한다.

"나는 매일 모든 면에서 꾸준히 좋아지고 있다."

이 말을 환자들이 아침과 저녁에 정해진 방식으로 하루에 두 번 반복하게 함으로써 병의 치료율을 높인 것이 쿠에 암시법이다. 프랑스의 심리학자이자 약사인 에밀 쿠에는 세계 최초로 자기암시법을 계발하고 유행시킨 창시자이다. 그는 약사로 활동하는 동안 자신이 설명해주는 방식에 따라 약의 효과가 달라지는 현상을 발견했다. 심지어 그가 설명을 잘 해주면 약효가 없는 약조차 효과를 냈다. 이에 연구를 거듭하여 점차 약을 쓰지 않고도 환자의 마음을 변화시켜 병을 치료하는 자기암시법을 계발했다 그의 방법은 1920년대에 미국과 영국에서 크게 유행했으며, 온갖 종류의 환자들이 밀려들었다. 그는 당뇨병, 신장병, 결핵, 천식, 기억상실, 근육마비, 자궁하수 등을 포함한 온갖 몸과 마음의 문제를 치료했다. 한창 때 그는 하루에 백 명씩 한 해에 무려 만 명의 환자들을 치료하기도 했다. 에밀 쿠에에 관해 여러 권의 책을 쓴 해리 브룩스에 따르면 쿠에의 치료율은 무려 93%에 이르렀다. 나머지 치료되지 않은 7%는 쿠에의 방법을 불신하거나 인정하지 않으려는 사람들이었다. 에밀 쿠에의 자기암시법은 질병을 비롯한 습관과 성격까지 고쳤다. 오늘날 그의 자기암시법은 자기계발 기법들에 다양하게 활용되고 있다.

❹ 한국 : 마음을 다스림으로써 몸의 병을 치료한다.

조선시대 후기에 주막에서 일하는 처녀와 선비가 통정을 하여 한 아이가 태어났다. 아이는 본가에 입적되었지만 서출이었기 때문에 말할 수 없는 차별과 고통을 겪었다. 아이는 신분제도에 대한 강한 분노감을 느꼈고 심각한 트라우마를 겪었다. 그 결과, 화병(노여움병)과 체증(열격반위증)에 걸려 사경을 헤매다가 사상체질을 창시했다. 사상체질의 창시자 동무 이제마 선생의 이야기이다. 그는 세계 최초로 몸과 마음의 병을 의학적으로 체계화했다. 몸의 오장육부 기능에 따라 성정과 자세, 적성까지 달리 나타난다고 했다. 그러므로 오장육부의 기능을 변화시키면 성정과 자세, 적성이 달라질 수 있다고 했다. 그는 스스로 노여움을 다스리고 의학 연구를 하여 병을 고쳤다. 사상체질은 몸과 마음의 통합적 체계를 자세하게 밝힌 이론이다. 따라서 체질의학은 몸과 마음의 통합적 치료 체계가 탁월하기 때문에 우리의 독창적인 세계의학으로 끌어올릴 수 있는 가치와 가능성이 충분히 있다.

21세기에 접어들어 몸과 마음의 통합체로서의 기전은 더욱 깊이 연구되고 있다.

스티븐 호킹을 비롯한 금세기의 석학들은 한결같이 21세기 인간은 20세기 인간과는 전혀 다른 형태로 발전된 고도의 신체 능력을 보유할 것이라고 예언하고 있다. 21세기에는 신인류의 탄생이 이루어질 것이라는 말이다. 유전자 복제와 대기 오염을 비롯한 심각한 환경 문제들이 대두되고 있는데 어떻게 21세기 신인류의 출현이라는 낙관적 견해가 가능할까?

그에 대한 가장 합당한 해답은 20세기까지가 몸 중심의 인류였다면 21세기는 마음 중심의 신인류가 탄생할 것이라는 점이다. 실제로 21세기가 되면서 인류는 아이폰을 비롯한 첨단기기로 마음의 소통과 네트워크를 중시하는 시대를 열고 있다. 이로 인해 이전에는 상상할 수조차 없었던 소통과 공감, 교류가 가능해졌다. 또한 몸과 마음의 통합적 기전을 넘어 영혼에 이르는 폭넓은 의식의 계발이 이루어지고 있다. 그 결과, 금세기 석학들이 예언한 것처럼 수명이 비약적으로 늘어나고 있고 마음의 힘을 사용함으로써 고도의 신체 능력을 보유해가고 있다.

앞으로 몸과 마음의 과학적 연구는 더욱 가열하게 진행될 것이다.

제2장

사주 속에 숨겨진 보물지도를 찾아라

주위 환경보다는 내면의 그 무엇이 더 중요하다는
신념을 가진 사람들만이 빛나는 성과를 이룰 수 있었다.
― 브루스 바튼

1 사주 속에 숨어 있는 성공 법칙

"사주가 운명학이 아니면 무엇입니까?"

사주의 운명예정론을 부정하면 대부분의 사람들은 이렇게 반문한다. 나도 한때 사주의 운명예정론을 믿었다. 하지만 지금은 완벽하게 그것이 아님을 입증할 수 있다. 나를 비롯한 수많은 사람들의 사주를 보았으며, 현실과 미래를 비교하고 검토한 결론이 그렇다.

그러면 사주학은 무엇일까? 이미 앞에서도 설명했듯이 '몸과 마음의 사용설명서'이다. 그리고 그 사용설명서를 의학적으로 보면 의학서가 되고, 경영학적으로 보면 성공서가 된다.

사주학으로 보자면 명예론과 권력론, 재물론과 직업론, 부부론, 자녀론 등 온갖 이론들이 있지만 모두가 불확실하다. 또 사주만으로 운명이 논단되는 것 자체가 말이 안 된다.

나는 사주학의 본류는 자신만의 성공학이라고 규정한다. 한 사람의 운명에 대한 추정이 아니라 몸과 마음의 사용설명서를 숙지하여 자기만의 능력을 발견하는 보물지도라는 뜻이다. 실제로 사주를 제대로 알면 체질과 그에 관련된 자신만의 장점과 단점을 알 수 있다. 또한 체질을 알고 에너지의 수준을 끌어올리는 데에도 도움이 된다. 한의학의 《황제내경》 소문(素門)에 있는 음양오행론의 원리를 사주만큼 잘 적용한 이론이 없다.

사주와 체질로 보면 두뇌와 오장육부의 기능을 알 수 있다. 또 그 속에서 한 사람이 지닌 잠재능력을 극대화하는 성공 법칙을 찾을 수 있다. 그러한 점은 서양의 바이오리듬에 비해 월등하게 과학적이고 합리적이다. 서양의 바이오리듬은 사주와 같은 원리로 생년과 생월, 생일로 인체리듬을 연구하여 과학적으로 입증했다. 단순하게 감성리듬, 지성리듬, 신체리듬으로 주기를 알아내고 위험한 날을 예측하는 것으로 이용했다. 그러나 그러한 정보가 무슨 의미가 있겠는가.

사주는 그러한 바이오리듬보다 훨씬 더 정교하며 명확한 개념이 있다. 사주에도 바이오리듬보다 더 세밀한 에너지의 흐름이 있는데 그것을 운세라고 한다. 운세는 외부적 환경과 조건의 변화를 나타낸 지표이다. 그래서 사주의 운(運)은 인체의 조건뿐만 아니라 외부로 발산되는 에너지의 상태까지도 나타낸다. 그 운세는 실제로 작용한다.

예를 들어 비슷한 실력의 팀끼리 경기할 때 운이 좋은 팀에서 발산하는 기에너지가 상대의 기를 꺾는다. 이때의 운은 집단적인 에너지의 흐름을 가리키는데 실제적인 작용이 있다. 특히 골프 같은 기록경기일 경우는 더욱 영향이 크다. 한 사람이 운이 좋아 실력을 잘 발휘하면 상대방의 기가 꺾이고 정신적으로 흔들리는 것을 말한다.

사주의 운(運)은 두뇌와 오장육부의 기능이 최고의 상태이며 동시에 강력한 기에너지의 발산력을 뜻한다. 흔히 하는 말로 기선을 제압한다, 기세를 꺾는다는 의미이다. 사주학은 그러한 운의 작용을 예측하거나 만들거나 변화시킬 수 있는 이론이다.

그렇다면 사주를 알면 어떻게 이 운을 좋게 하여 성공적인 삶을 살아갈 수 있을까?

기본적으로 사주나 체질을 안다는 것은 운명의 흐름을 변화시키고자 하는 의미가 담겨 있다. 만약 사주를 알고 운명의 흐름을 속수무책으로 방관해야 할 입장이라면 사주학은 마땅히 소멸되어야 할 것이다.

많은 사람들이 운명에 순응하여 통곡하는 비극을 지켜보았다. 무기력하게 방황하는 자식을 둔 부모의 애끓는 외침 소리도 많이 들었다. 그러나 그 모든 것을 운명의 탓으로 돌릴 수는 없다. 사주는 그러한 운명을 추정하는 이론이 아니라 그러한 운명으로부터 벗어나고 자신만의 성공신화를 찾을 수 있는 보물지도이다.

실제로 사주는 운명예정론이 아니라 운명개척론이다. 나는 오랫동안 연구하면서 수많은 상담과 검증을 통해 그러한 사실을 발견했다. 사주 속에 숨어 있는 성공 법칙을 알면 운명을 개척할 수 있다는 당연한 결론을 얻었다. 사주를 통해 체질을 알 수 있고 병증을 파악하여 건강하게 될 수 있다면 그것만으로 이미 절반은 성공한 것과 마찬가지이다. 운명을 개척하는 첫 단계는 건강과 강렬한 에너지이기 때문이다.

나는 상담을 통해 건강과 에너지가 얼마나 중요한 것인지를 수없이 경험했다. 또한 운명을 개척하는 핵심 요소인 '경험과 지식'이 강한 에너지의 토대 위에서 성립한다는 것도 분명히 알았다.

사주 속에 숨어 있는 성공 법칙에는 어떤 것이 있는가?

❶ 성격론 : 성격은 얼마든지 변화시키는 것이 가능하다. 감성과 의지는 훈련으로 조절할 수 있다. 밝고 활달하며 긍정적이고 강한 의지로 만드는 훈련을 통해 성격이 변하면 행동이 변하고, 행동이 변하면 운명이 변하는 것이다.

❷ 적성론 : 적성을 찾는다는 것은 꿈과 비전을 바로 세우고 목표를 정하는 것이다. 올바른 적성은 곧 삶이 되며 운명이 된다. 단, 적성은 경험과 지식의 연마를 통해 발휘할 수 있다. 부단한 지식 축적을 통해 경험하고 높은 안목과 능력을 갖추는 것은 자신의 운명을 만드는 기본적인 요소이다.

❸ 건강론 : 건강은 단순히 병이 없는 상태가 아니다. 에너지가 넘치고, 의욕과 열정이 발산되며, 자신이 원하는 삶을 위해 헌신할 수 있는 자세를 갖추는 것이다. 건강은 성공을 향한 토대로 운명을 만드는 실질적인 에너지를 갖추는 기본이다.

❹ 궁합론 : 모든 만물에는 기본적으로 궁합이 있다. 특히 인간 관계는 궁합이 절대적으로 맞아야 한다. 정해진 궁합을 맞추는 것이 아니라 자신이 중심이 되어 관계론의 궁합을 맞출 수 있을 때 귀인을 만날 수 있고, 운명을 자신의 것으로 만들 수 있다.

❺ 행운론 : 타고난 운세는 있지만 그것을 의지와 열정으로 최고의 행운으로 만드는 것은 자신의 몫이다. 행운은 준비된 자의 것이라는 의미는 저절로 오는 것이 아니라 준비하고 만들어가는 사람만이 맞이할 수 있다는 뜻이다. 행운을 자기의 것으로 만드는 자만이 운명을 창조할 수 있다.

이상과 같이 사주나 체질의 모든 것은 자신이 만들어간다.

운명의 변화는 꿈과 비전을 세우고 목표를 어떻게 정하는가에 따라 달라진다. 최악의 상황에서도 최선의 결과를 만드는 사람이 있다. 반면에 최선의 상황을 최악의 결과로 만드는 사람도 있다. 그것을 결정하는 것은 자신이다. 그렇기 때문에 자신만의 보물지도를 사주에서 찾아내고 제대로 활용하면 최고의 성공을 이룰 수 있다.

실제로 사주와 체질을 알면 누구나 운세를 만들고 경영할 수 있다. 그리하여 자신의 꿈과 비전, 목표를 이루어나갈 수 있으며 자신의 운명을 자신이 만들 수 있는 것이다. 누구나 사주에 있는 몸과 마음의 사용설명서를 알면 자신만의 꿈과 목적을 이룰 수 있다. 특별한 성공 법칙이 아니라 자신만의 사주에 맞는 독특한 성공 법칙을 찾아내어 꿈을 이룰 수 있다. 자신만의 보물지도 속에 깃든 잠재능력을 먼저 끄집어내는 자가 성공하는 사람이다. 성공하는 사람은 따로 정해져 있지 않다. 바로 당신 자신이 성공한 사람이 될 수 있는 것이다.

2 돈과 가치의 관계는 사주나 체질과 어떤 관련성이 있을까?

사주와 체질로 보면 몸과 마음, 영혼은 통합체이다.

서양의학에서 몸과 마음을 분리시켜 이원론으로 보는 것과는 전혀 다른 개념이다. 몸이 곧 마음이고 영혼으로 이어져 있다는 뜻이다. 몸과 마음을 분리시켜 몸을 부속품처럼 따로 떼어 안과, 이비인후과, 내과, 비뇨기과, 산부인과, 외과, 신경외과, 정형외과(뼈)로 구분하는 것과는 근본적으로 의미가 다르다.

그렇다면 몸과 마음, 영혼까지를 통합체로 보면 무엇이 어떻게 달라질까?

우선은 내재적 가치, 즉 내면적 가치가 실질적인 작용을 한다는 것이 달라진다. 일반적으로 생각하는 가치 체계가 몸과 마음에 적용되고, 만물에 의미가 부여된다는 점에서 차이가 난다.

예를 들어 서양의학에서 심장이 아프면 심장 전문의가 여러 가지 검사를 하면 된다. 그러나 체질의학으로는 심장의 문제에 대해 심장만 보는 것이 아니라 몸과 마음의 문제로 바라본다. 병의 원인도 외부의 영향으로 인한 외감병(外感病)과 내장의 이상으로 인한 내상병(內傷病)에 트라우마로 인한 정신병(精神病)까지를 포함한다. 이 모두가 하나의 원인인 몸과 마음, 영혼의 문제에서 비롯된다는 개념이다.

그렇기 때문에 사주와 체질로 보면 언어와 개념까지도 건강과 정신에 직접적인 영향을 미친다. 부정적인 생각까지도 음적인 에너지로 건강과 정신에 나쁜 영향을 미친다고 보는 관점이다. 예를 들어 절망, 슬픔, 비탄, 좌절, 고통, 비난, 원망, 욕설, 나쁜 행동, 나쁜 기억은 모두 몸과 마음에 나쁜 영향을 준다. 반면에 희망, 기쁨, 즐거움, 성취, 성공, 칭찬, 감사, 봉사, 헌신, 사랑, 좋은 행동, 좋은 기억은 몸과 마음을 밝게 하고 건강하게 한다.

서양의학적 사고방식으로는 증명하기 어렵겠지만 사실상 그 모든 것이 사주나 체질과 관련성이 있다. 그래서 유사한 개념이라고 해도 어떻게 생각하는가에 따라 그 작용력이 달라진다. 예를 들어 돈을 번다고 해도 복권으로 일확천금을 구하는 사람과 성실하게 땀을 흘린 대가로 버는 사람은 몸과 마음이 달라진다는 뜻이다. 미묘한 차이가 있지만 몸과 마음, 영혼의 통합체이기 때문에 가능한 이야기이다.

실제로 상담을 하다보면 그 미묘한 차이 때문에 고통을 받는 사람이 적지 않았다.

자신의 운명과 건강의 관계가 묘하다고 찾아온, 50대 초반의 사업가 K사장이 그랬다.

　그는 가난하던 시기에는 건강했다. 젊은 시절 막노동을 하고 행상을 하고 온갖 어려움을 겪었을 때도 건강 하나는 자신이 있었다. 그러나 사업을 하면서부터 돈이 들어오기 시작하자 여기저기가 이유도 없이 아프기 시작했다. 여러 군데 병원을 다녀보았으나 병명도 없이 소화가 안 되고 신경통, 관절염 등등 온통 아파서 견디기 힘들었다. 그래서 그는 자신의 운명이 어떤지 물어보려고 온 것이었다.

　"선생님, 저는 지금 몸이 너무나 좋지 않은데도 병원에 가면 아무런 이상이 없다고 합니다. 어째서 그럴까요?"

　그는 사업을 해서 먹고사는 문제는 걱정이 없을 정도가 되었지만 몸이 자꾸 아파서 돈이 귀찮을 지경이라고 했다. 그래서 여기저기 병원과 한의원을 돌아다니다가 왔다고 했다.

　나는 그의 사주와 체질을 보고 난 뒤 말했다.

　"보통사람들은 운이 좋다면 돈이나 목적에만 급급해합니다. 그렇게 되면 오히려 건강에는 악영향을 받는 체질이 있습니다."

　그는 놀란 표정이 되어 말했다.

　"그럼 돈과 목적을 떠난 다른 그 무엇이 있다는 말씀인가요?"

　"사실대로 말하면 돈만 벌고 가치를 인식하지 못하면 오히려 몸이 아플 수도 있다는 뜻입니다. 성실하고 노력파이면서 안 먹고 안 쓰며 살아가는 타입에 잘 나타나는 증세입니다. 부자가 되면 돈에 비해 정신적인 가치가 약해지기 때문에 나타나는 현상입니다. 이런 체질은 가난할 때에는 돈에 집중하여 건강에 문제가 없습니다. 그러나 경제적 여유가 생기면 여기저기 이유 없이 아프고 힘이 없어집니다.

그렇다고 해서 분명한 병명이 나오는 것도 아닙니다. 병원에 가보면 그렇게 말하지 않던가요?"

그는 놀라는 표정을 지으면서 말했다.

"정말 그렇습니다. 저는 이상하게 몸과 마음이 힘들면 오히려 건강은 이상이 없습니다. 선생님이 말씀하시는 것과 똑같습니다. 그럼 어떻게 해야 좋을까요?"

나는 우선 그의 사주와 체질에 대해 말해주었다.

"철저하고 완벽성을 추구하며 책임감이 강한 전형적인 태양인체질입니다. 폐 기능이 좋고 간 기능이 약한 편이며, 위장 기능도 병리적으로 약한 편합니다. 몸은 건강합니다. 그런데 한 가지 문제는 이 체질은 명분, 즉 가치 있는 일을 해야 마음이 안정되고 건강해질 수 있습니다. 두뇌의 신경회로가 가치를 통해 에너지를 발산하기 때문입니다."

나는 자세하게 설명해주었다. 그는 태양인체질의 특성과 맞지 않게 극심한 가난을 겪은 탓에 돈에 집착이 심했고, 자신을 몰아세우는 강박관념을 지니고 있었다. 그가 말했다.

"선생님, 뭐 좋은 방도가 없겠습니까?"

나는 가만히 생각하다가 말했다.

"미안한 얘기지만, 자신을 위해서나 타인을 위해서나 돈을 거의 안 쓰고 살지 않습니까?"

"예, 그래요."

그는 겸연쩍어하면서 대답했다.

"앞으로 돈이라는 수단만 자꾸 취하지 말고 가치의 목적이 이끄는 삶을 사십시오. 남을 위해 봉사활동을 하거나 자선사업을 많이 하면서 가치를 만들어야 합니다. 돈은 수단으로서 양기에너지이고, 가치는 목적으로서 음기에너지입니다. 그런데 수단으로서의 돈의 에너지 쪽으로만 기가 모여 몸이 아픈 것입니다. 그 밸런스를 맞추려면 가치 있는 일을 하셔야 합니다. 그러면 몸이 자연히 정상으로 돌아올 겁니다."

그는 연신 고개를 끄덕이면서 수긍했다. 나는 다시 덧붙여 말했다.

"에너지는 수렴과 발산을 고르게 해야 합니다. 돈을 모으기만 했지, 가치 있는 일을 위해 봉사나 헌신을 하지 않으니까 문제가 생기는 것입니다. 돈으로 가치 있는 일을 해보십시오. 마음과 영혼을 안정시키는 효과가 있고, 몸도 자연히 건강해질 것입니다. 사람들이 기를 쓰며 돈을 벌잖습니까? 그때의 기는 안간힘을 쓰면서 생기는 탁한 기입니다. 그러니 모으기만 하고 안 쓰면 아플 수밖에 없습니다."

나는 사주가 기에너지의 원리를 나타내며, 가치의 목적을 통해 돈의 수단이 따라와야 건강하고 성공적인 삶을 살 수 있다고 말했다. 실제로 돈을 벌기만 하고 가치를 만들지 못하는 사람들 중의 상당수가 사업에서 부도를 내거나 몸이 아픈 경우를 보았다. K사장도 그런 경우였다. 중소기업을 경영하며 제법 큰돈을 벌었건만 병을 키우지 않을 수 없었던 것이다.

"알겠습니다. 그렇게 하도록 하겠습니다."

그는 잘 알겠다고 한 뒤 돌아갔다. 그 후 그는 어떤 결심이든 금방 실행에 옮기는 성격대로 활발히 자선사업과 봉사활동을 하면서 가치 있는 삶을 살았다. 그가 더욱 발전하고 건강하게 되는 것은 당연했다.

인간의 몸과 마음은 통합체로서 상호 보완관계이다. 마음이 행복하지 못하면 몸에 미치는 영향은 그 어떤 영양부실보다 큰 병을 가져올 수 있다. 마음이 병들면 몸이 병든다는 것을 사주와 체질론으로 알 수 있다.

3   동일한 사주의 전혀 다른 삶과 성공, 그리고 실패

"사주가 같으면 운명이 같은가요?"

가끔씩 그렇게 물어오는 사람이 있다. 당연히 운명이 비슷하거나 같을 수는 없다. 이 질문에 대한 답변은 사주로 운명을 알 수 없다는 것과 통한다. 사주가 같다고 해도 한 사람은 부자, 한 사람은 가난한 사람이 될 수 있다는 뜻이다.

이는 귤의 씨앗을 강남에 뿌리면 귤나무가 되고, 강북에 뿌리면 탱자가 된다는 옛말과 같다.

사주가 같다고 해서 절대로 운명이 같을 수는 없다. 우선 유전자가 다르고, 살아온 환경과 조건에도 차이가 있다. 또한 어떤 교육과 훈련을 받았는가에 따라 선택과 집중이 달라지기 때문이다. 사주는 한 사람이 대자연의 섭리 속에서 탄생할 때의 하늘과 땅, 인간, 물질의 영향을 고르게 받는다.

❶ 천문학 : 태어나는 그 시기에 태양계의 태양과 달을 비롯한 목성, 화성, 토성, 금성, 수성이 지구 궤도의 어느 지점에 위치했는가? 신생아의 체질에 천기의 음양오행 에너지로 주입된다.

❷ 지구과학 : 태어나는 그 시기에 지구의 어느 지역의 풍토와 지질의 영향을 받았는가? 신생아의 체질에 지기의 음양오행 에너지로 주입된다.

❸ 인간유전자 : 태어나는 그 시기의 부모 유전자를 제대로 받았는가? 태교를 비롯한 산모의 건강 상태와 심리적 상태가 신생아의 유전자와 체질에 인기의 음양오행 에너지로 주입된다.

❹ 물질적 문화 : 태어나는 그 시기에 어떤 물질적 환경 속에 놓여 있는가? 산모의 음식과 주거지, 문화적 환경이 어떠했는지의 물질적 조건이 음양오행 에너지로 주입된다.

이상의 환경과 조건이 다르기 때문에 천시(天時)[1]가 같아도 운명은 다를 수밖에 없다.

그러면 사주를 왜 보아야 하는가 하는 문제가 따른다. 그에 대한 해답은 이미 앞에서 말했다. 사주는 몸과 마음의 사용설명서이기 때문이다. 그래서 신앙이나 자신감 혹은 신념 체계가 강하여 사주를

---

1) 하늘의 시간으로 태어난 해와 월, 일과 시의 사주를 뜻한다.

보지 않고도 잘살 수 있다면 사주를 무시해도 좋다. 사주의 성격과 적성, 특성, 건강, 에너지 등의 정보는 몰라도 상관이 없다.

그러나 성격 개조나 적성 선택, 건강 경영, 에너지 강화를 위해서는 기왕이면 보는 것이 좋지 않을까? 특히 사주로 체질을 안다는 것은 대단한 의미가 있다. 체질은 몸과 마음의 설계도이기 때문에 그것을 알면 음식을 비롯한 각종 정보를 통해 변화가 가능하다. 우리말에 '모르는 것이 병이다' 라는 속담이 있고, 영국 속담에도 '아는 것이 힘이다' 라는 말이 있지 않은가.

나는 지금까지 사주를 통해 엄청나게 많은 도움을 받았다. 체질을 알아 20여 개 이상의 질병을 자연치유할 수 있었으며, 어려운 시절을 슬기롭게 보냈다. 또 사주 상담을 통해 다른 사람들의 체질을 알려주고, 삶의 방향성을 제시하여 도움을 주었다. 그것을 일일이 열거하자면 끝이 없다. 무릇 모든 학문은 효용성이 없으면 사라진다. 그런데 사주는 2천 년 이상 명맥을 이어왔고, 지금도 여전히 문화 콘텐츠로 연구되고 있다.

"저는 사주는 무시하고 살아요."

이렇게 말하는 사람도 더러 있다. 이 말이 꼭 교양 있고 유식한 사람처럼 보이게 해줄지는 의문스럽다. 조상으로부터 물려받은 문화유산을 무시하는 것이 그렇게 바람직한 일은 아니기 때문이다. 사주에 대한 관심이 없다면 그냥 보지 않으면 될 일이다. 사주나 체질을 보아 절망 속에서 희망을 찾는 사람들까지 이상한 사람 취급을 하는 모양새가 되게 할 필요는 없는 것이다.

동일한 사주의 전혀 다른 삶, 성공, 실패의 사례

사주와 체질을 보면서 동일한 사주를 수집하고 비교하고 검토하는 연구를 했다. 실제 사례를 통해 동일한 사주와 체질의 관계를 확인했다.

동일한 사주를 가진 사람이 지역에 따라 삶과 건강, 성공과 실패의 정도가 어떻게 다른지를 살펴보았다. 방법은 동일한 사주의 정보와 기록을 통해 그들의 전반적인 삶을 비교하고 검토했다.

동일한 사주의 대표적인 비교 사례

❶ 4명의 동일한 사주

대상자는 모두 여성으로 신해(辛亥)년, 신묘(辛卯)월, 병술(丙戌)일, 계사(癸巳)시 사주였다. 태생지는 부산 2명, 울산 1명, 인천 1명이었고, 현재 거주지는 서울 3명, 부산 1명이었다. 부산 태생 1명과 울산 태생 1명이 서울로 시집을 온 것이다. 이들 사주의 운명은 비슷했다. 시대적 환경과 조건이 유사한 데다 모두 주부로서의 삶을 선택했기 때문이었다. 체질은 태양인부체질에 태음인주체질로 같았고 성격과 적성, 특성 등은 거의 유사했다. 건강 상태는 부산에서 태어나서 지금도 살고 있는 여성만 기관지가 많이 약한 편으로 나타났다. 부산은 화기가 심한 지기라서 체질적으로 영향을 미쳐 폐열이 강해져서 그렇게 된 것이었다. 나머지 3명의 서울에서 거주하는 여성들은 건강했다.

❷ 2명의 동일한 사주

한때 우리나라 최고의 역학자로 평가받았던 부산의 제산 박재현 선생의 비망록에 들어 있는 내용이다. 그 역시 동일한 사주를 가진 사람의 전혀 다른 삶에 대해 고민을 많이 한 것 같다. 비망록이라는 수첩에 그 문제에 대한 나름의 연구가 담겨 있다. 그는 비교적 꼼꼼하게 내용을 정리해놓았다. 대상자는 둘 다 남성으로 을해(乙亥)년, 무자(戊子)월, 정묘(丁卯)일, 기유(己酉)시 사주였다. 편의상 1번과 2번으로 나누었다. 1번은 직업이 학자이고 물욕이 적으며, 소부로 1980년대 초반에 5천만 원, 소식, 주택, 서대문 거주 등이다. 2번은 직업이 사업가이고 물욕이 많으며, 대부로 1980년대 초반에 10억 원, 대식가, 주택, 서대문 거주 등이다. 이들은 공히 주택에 살며 거주지가 같다는 것 외에는 일치점이 없다. 체질은 태음인부체질에 소음인주체질로 둘 다 건강한 편이었다.

이 밖에도 많은 자료들이 있다. 그러나 일일이 비교하지 않아도 지금은 상식적으로 많은 사람들이 알고 있다. 중요한 것은 동일한 사주라고 할지라도 완전히 다른 삶을 살아가는 이유가 최종 선택은 본인의 몫이라는 사실에 의해서이다. 단, 사주를 알면 체질을 알 수 있고 성격이나 적성을 비롯한 정보를 통해 잠재능력을 개발하는 로드맵으로 활용할 수 있다.

그렇지 않다면 사람들이 왜 사주를 보고 싶어할까? 물론 그들 중의 상당수는 요행심리(?)를 가졌을 수도 있다. 그러나 절대 다수는 희망을 찾고 싶어서 사주를 보려고 한다. 사주는 숨겨진 잠재능력을 찾아가는 로드맵이자 희망보고서이기도 하기 때문이다.

따라서 사주를 보고 일희일비할 필요는 전혀 없다. 자신의 숨겨진 잠재능력을 개발하고 희망을 찾으며 재미있는 문화 콘텐츠로 활용하면 되는 것이다.

4 삶의 터전이 사주와 체질에 미치는 영향과 관련성

"이사를 한 뒤부터 몸이 좋지 않습니다. 왜 그럴까요?"

가끔씩 그렇게 물어보는 사람들이 있다. 대부분의 사람들은 별로 그러한 조건을 중요하게 생각하지 않지만 이사와 체질은 관련성이 있다.

예를 들어 이사를 잘못 가서 병이 들었다는 이야기를 들어본 적이 있을 것이다. 사주와 체질로 보는 관점으로는 이해가 되는 일이다. 인체는 매 순간 환경과 조건에 반응한다. 그것도 구체적으로 두뇌와 오장육부의 생체적 기능에 직접 영향을 미친다.

이사라는 것은 삶의 터전을 옮기는 것을 뜻한다. 철새인 기러기가 구름 속 3만 리를 날아 이동하는 데에는 이유가 있다. 먹을거리와 체질에 적합한 조건을 찾아 그 힘겨운 날갯짓을 하는 것이다. 인간도 그와 마찬가지이다. 변화를 두려워하는 사람들은 한곳에서 오래 살기를 원하지만, 가끔씩은 삶의 터전이 바뀜으로써 달라지는 것도 있다.

사주와 체질의 관점에서 보면 삶의 터전은 자연의 기운, 즉 에너지를 받는 일이다.

'사람은 서울로 보내고 말은 제주도로 보내라.'

옛날에 흔히 사용했던 속담이다. 왜 사람은 서울로 가야 하며 말은 제주도로 가야 할까? 살아 있는 생명체에는 적합한 삶의 터전이 따로 있기 때문이다.

삶의 터전과 사주와 체질의 관련성

❶ 천기(天氣) : 삶의 터전이 바뀌면 천기인 하늘의 기에너지가 달라진다. 최근의 조망권은 전망에 대한 권리를 의미한다. 멋진 전망을 가진 아파트가 고가에 거래되는 것은 그런 곳이 하늘의 기에너지가 풍부하다는 뜻이기도 하다.

❷ 지기(地氣) : 목 좋은 곳이나 주거 공간으로 생활환경이 좋은 곳은 땅의 기에너지가 좋다. 땅값이 큰 차이를 보이는 것은 측정하기는 힘들어도 땅의 기에너지에 차이가 있다는 것을 뜻한다.

❸ 인기(人氣) : 인간이 최고의 명당이다. 모든 성공하는 사람들은 인적 네트워크가 좋다. 그들은 삶의 터전에서 인간관계를 하며, 그로 인한 네트워크로 인간의 에너지를 받는다.

❹ 물기(物氣) : 고급 주택이나 아파트는 물질적 에너지가 좋은 곳이다. 집 안의 인테리어를 비롯한 옷, 가방, 구두까지 물질에는 에너

지가 있고 그에 합당한 가격이 있다. 기왕이면 좋은 삶의 터전에 있으면 물질에 대한 정보나 구매의 혜택도 받을 수 있다.

이상의 환경과 조건은 삶의 터전이 어디인가에 따라 달라진다.

사주와 체질은 같지만 하늘과 땅, 인간과 물질의 에너지가 다르기 때문에 삶의 터전은 분명히 영향을 미친다. 자연법칙을 소우주인 인간에게 적용하면 당연한 현상이다.

그러니 이사를 한 경우 삶의 터전을 옮긴 것에 따라 당연히 사주와 체질의 변화에 깊은 연관성을 가진다.

나는 이러한 연관성을 이사한 후부터 몸이 좋지 않다는 L씨한테 설명했다. 그는 고개를 갸웃거리면서 이해하지 못하겠다는 표정으로 말했다.

"그런 얘기는 풍수지리학적인 관점이 아닐까요? 사주나 체질과 무슨 관련성이 있겠습니까?"

나는 사주와 체질의 음양오행의 작용이 인체의 오장육부의 작용력과 연동되는 것을 전제하면서 말했다.

"나무나 동물이 지역의 영향을 받는 것과 인간이 영향을 받는 것은 동일합니다. 지구의 생명체는 전부 기에너지의 영향을 받지 않습니까? 그렇기 때문에 어떤 다른 동식물보다 감성과 이성이 발달한 인간이 더욱 예민하게 영향을 받습니다."

나는 덧붙여 좀 더 예를 들어 설명했다.

"제가 아는 부인은 갑상선 결절이 있어 큰 병원에 수술 예약을 했다고 합니다. 그런데 남편이 있는 태국으로 이사를 가기로 예정되어 있어 수술을 하지 않고 출국했답니다. 그런데 그곳에 몇 개월 있다가 수술을 하려고 그 병원에 다시 갔더니 갑상선 결절이 없어졌다고 합니다. 그 밖에 기관지천식이나 요통 등의 잔병들도 다 사라졌다고 합니다. 왜 그러한 일이 일어났을까요? 우연의 일치라고 보십니까?"

그는 웃으면서 말했다.

"공해가 없는 곳이라서 그렇지 않을까요?"

"물론 맞는 말입니다. 지역에 공기도 포함되고 수질도 포함되고 환경도 포함되지요. 그런저런 영향이 오장육부에 직접적으로 영향을 미칩니다. 특히 지역 문화는 개인의 정서에 미치는 작용력이 강합니다."

"듣고보니 그럴 수도 있겠습니다. 좀 더 구체적으로 설명해주십시오."

그가 이해가 된다는 듯 말했다. 나는 계속 설명했다.

"평양 출신이나 개성 출신과 서울 출신의 사주가 같아도 운명과 건강은 조금씩 차이가 납니다. 그래서 나는 사주를 볼 때 반드시 태생지와 현재 거주지를 봅니다. 이는 건강을 볼 때도 반드시 참고할 사항이라고 할 수 있습니다. 재미있는 것은 우리나라의 경우 각 지명의 한문이 음양오행으로 다 나타난다는 겁니다. 예를 들어 서울은 한양(漢陽)이라는 지명으로서 수성의 기운이 강합니다. 부산(釜山)의 부는 솥 부로 뜨거운 열기를 나타내어 화성입니다. 대구(大邱)는 큰

대에 언덕 구니까 토성입니다. 광주(光州)는 빛고을이니까 화성이겠지요. 인천(仁川)은 내 천이 들어 있으니까 물론 수성이지요. 대전(大田)은 한밭이니까 토성이 되겠지요. 그러한 식으로 지역마다 고유한 풍토의 오행이 있습니다."

그제야 그가 납득했다. 그는 전형적인 소음인체질로서 보수적이며 변화를 좋아하지 않는 성격이었다. 그런데 한강변이 가까운 곳에 이사를 했다. 그 결과, 사주와 체질에 극히 나쁜 에너지로 작용하는 수기(水氣)를 받아서 몸이 아픈 경우였다. 나는 약간 높은 고지대의 산 가까운 곳으로 다시 이사를 하라고 했다.

그는 처음에는 완강히 반대의 뜻을 표했는데, 나중에는 결국 이사를 하겠다고 결정했다. 그 후 그는 관악산에 가까운 곳으로 이사했고 다시 건강해졌다는 소식을 전해왔다.

이와 비슷한 일들을 실제로 흔히 접하게 된다. 그렇기 때문에 삶의 터전을 선택할 때에는 입지조건과 환경을 잘 선택해야 한다. 한때 부산의 경우 낙동강이 오염되어 극도로 나쁜 수질을 가지고 있어서 나는 심한 변비에 시달렸다. 그러나 서울로 온 이후로는 변비를 한 번도 겪은 적이 없다.

물론 이는 단적인 사례일 수도 있다. 그러나 객관적이고 과학적인 검증을 한다면 반드시 증명될 수 있을 것이다. 그 누구도 경도와 위도가 다른 각 지역의 기후와 풍토, 지질, 수질, 문화로부터 받는 영향을 부정하지 못할 것이기 때문이다.

"명당에 살면 사주와 체질이 바뀌고 성공한다는 것이 사실입니까?"

풍수학에 관심이 많은 K씨가 내게 물었다.

"당연합니다. 명당은 기에너지가 많이 모이는 곳을 뜻합니다. 사주와 체질에 강력한 영향을 미칠 수 있는 충분한 조건이 됩니다."

"명당에 살면 사주와 체질이 바뀐다는 말씀입니까?"

"사주와 체질은 절대로 바뀌지 않습니다. 단, 명당 즉 기에너지가 풍부한 곳에 사는 사람의 건강과 운세가 좋아진다는 뜻입니다. 운세는 환경과 조건을 뜻하면서 동시에 운의 흐름을 나타내는 말입니다. 강한 기에너지가 모인 곳에 살면 당연히 건강해지고 운세가 좋아지지 않겠습니까?"

"어떻게 그런 일이 가능합니까?"

"춘천의 서면에 있는 박사골이나 경남 남해의 박사골에는 박사학위 소지자가 집중되어 있습니다. 한 집 건너 한 집이 박사라고 합니다. 그 이유는 그곳에 학문의 기에너지가 많이 흐르기 때문에 그것을 받은 사람들이 공부를 잘해서 박사학위를 받는 것입니다."

"그럼 이사만 좋은 곳으로 가면 건강해지고 성공할 수 있다는 뜻입니까?"

"당연합니다. 결국 풍수라는 것은 사주와 체질에 영향을 주는 삶의 터전과 개념이 같습니다. 좋은 곳에 삶의 터전을 정하고 하늘과 땅, 인간과 물질의 소통과 교류가 활발하면 당연히 건강해지고 성공할 수 있지 않겠습니까?"

그는 심각하게 생각하다가 다시 질문을 던졌다.

"선생님, 만약 그렇다면 질병이 든 환자가 이사를 하거나 자기에게 맞는 지역으로 가서 생활하면 어떻게 될까요?"

"말할 필요가 없이 아주 좋습니다. 병이 든 사람이 요양을 가서 좋아진 경우는 흔한 것 아닙니까?"

"그건 그렇지만 가난한 서민들은 어떻게 하면 좋은가 하는 문제가 있지 않습니까?"

"부자나 가난한 사람이나 선택의 조건은 마찬가지입니다. 사주와 체질에 맞고, 자신이 편안하고 환경적 조건이 좋으면 그곳이 명당입니다. 부귀빈천과 무관하게 집안이 편하지 않고 병이 잘 드는 것 같으면 이사를 하는 것이 좋습니다. 삶의 터전은 한 사람의 에너지 충전소이기도 하니까요. 어느 날 문득 이사하고 싶어지는 때가 있습니다. 그것은 땅의 기에너지와 풍토가 운세에 따라 순환하는 시기라는 뜻입니다. 그것이 심하면 아예 먼 지역으로 이사를 가고, 가벼우면 가까운 곳으로 이주하면 되지 않겠습니까?"

그는 풍수적 관점과 사주와 체질의 관련성을 이해하고 수긍했다. 삶의 터전과 사주와 체질의 관련성은 실제로 매우 밀접하다.

삶의 터전과 부의 관계도 차이가 난다. 동일한 사주를 지닌 두 사람을 비교 분석해본 결과가 그러했다. 한 분은 부산의 영도에서 선박수리업을 했다. 다른 한 분은 대구에서 슈퍼마켓을 운영했다. 그 사주와 체질은 전형적인 소양인체질로서 수기(水氣)가 몹시도 필요한 경우였다. 그런데 부산의 영도는 섬으로 수기가 많은 곳이라 그곳에서 선박수리업을 한 분은 큰 성공을 했다. 반면에 대구는 분지이고 큰 강이 없어서 수기가 약하니 그곳에서 슈퍼마켓을 운영한 분에게는 좋은 결과가 따를 리 없었다. 그 영향은 참으로 컸다. 당연히 부산에서 선박수리업을 한 분은 건강하고 재산이 수십억대에 달하는 부자가 되었다. 반면에 대구에서 슈퍼마켓을 운영하는 분은 바짝 마르고 병약하며 재산이 2억대 정도인 평범한 삶을 살고 있었다. 그 두 분은 체질과 성격, 적성, 특성 등의 유사점이 많았지만 삶의 수준에는 차이가 컸다.

이처럼 삶의 터전이 얼마나 좋고 자신과 잘 맞는가에 따라 건강과 성공은 영향을 받는다. 따라서 자신의 잠재능력을 극대화하기 위해서는 자연법칙과 조화를 이루는 것이 좋다.

사주와 체질은 우주의 법칙과 소우주인 자신의 에너지 법칙을 일치시킴으로써 잠재능력이 극대화될 수 있다. 우주의 에너지는 무한하게 있다. 어떻게 그것을 끌어다 사용하는가에 따라 능력을 얻을 수 있고, 성공할 수 있는 파워를 발산하게 된다.

5 건강과 성공의 코드는 사주의 시크릿에 있다

모든 인간이 평등한 것처럼 모든 사주는 평등하다.

인간이 태어날 때에는 모두 평등한 조건을 지니고 출생한다. 부잣집이나 가난한 집이나 한 아이의 탄생은 축복을 받으면서 모두 평등하게 태어난다. 그런데 왜 '사주팔자 타령' 을 하면서 자신의 불행을 '운명의 탓' 으로 돌려야 하는가.

절대로 예정된 운명은 없다. 인간이 평등하지만 개인의 노력 여하에 따라 빈부귀천이 달라지듯 사주 역시 마찬가지이다. 모든 사주와 체질은 자신만의 개성과 능력을 지니고 있다.

"사주가 참 좋습니다."

이러한 말은 의미가 없다. 좋고 나쁜 사주가 있는 것이 아니다. 자신의 몸과 마음을 잘 사용하는 사람과 잘못 사용하는 사람의 차이만 있다. 사주는 몸과 마음의 사용설명서인데, 왜 그것을 미래의 운명이라고 믿고 자신에게 부정적 암시를 할까?

나는 자신의 사주팔자가 좋지 않아서 가난하고 불행하며 이혼을 하고 병이 들었다고 한탄하거나 울부짖는 사람들을 많이 보았다. 그들은 사주팔자가 아니라 자신이 만든 부정적 인식의 세계관으로 세상을 본 것이다. 세상에는 한계의 선이 그어져 있지 않다. 누구나 무한한 잠재능력을 개발하여 가능성을 현실화할 수 있다. 그 무엇도 가능성을 제한하지 않으며 운명대로 살아가라고 강제하지 않는다. 문제는 언제나 자신이다.

나는 사주와 체질을 볼 때 부정적 한계점을 찾는 것보다는 긍정적 가능성에 무게를 둔다. 기준이 어디인가에 따라 도달하는 목표점이 달라질 수 있기 때문이다. 자칫 사주를 운명학으로 잘못 보다가는 굉장한 부정세뇌 혹은 트라우마가 생긴다.

나는 한때 사주 공부를 어느 수준까지 끌어올린 뒤에 '도사 찾아 삼만 리' 순례를 다닌 적이 있다. 역학이라는 강호의 세계에 '진검승부'라고 하여 사주를 보러 가서 그 사람의 실력을 보고 배우거나 논하는 일이다. 당시 나는 소위 대가 혹은 고수라는 분들을 찾아가는 것이 취미일 정도였다. 그런데 나는 그들을 만나서 상담을 할 때마다 부정세뇌가 되거나 트라우마가 생기는 것을 느낄 수 있었다.

예를 들면 이런 식이다.

"당신은 공부를 할 수 없습니다."

"왜 그렇습니까?"

"사주에 인수(공부)가 약하니 기껏해야 중학교만 나와도 잘 나온 것일 겁니다."

"그러면 내가 공부를 해서 박사학위까지 딸 수 있는 가능성은 없습니까?”

“당연히 그렇습니다. 무슨 수로 공부를 합니까? 공부 운이 없는
데…….”

나는 지금도 그들의 말을 생생하게 기억하고 있다. 역학 공부를
많이 했고 ‘진검승부’를 청하러 갈 정도의 사람이 그런 수준이라면
다른 분들은 어떻겠는가.

그런데 나는 그들이 말한 것과 정반대로 공부 운이 너무나 좋았
다. 남들이 불가능할 것이라고 보았던 학업적 성취도 쉽게 이루어졌
고 공부가 쉬웠다. 공부 운이 너무나 좋은데도 그들은 대부분 부정
적으로 말했다.

그렇다면 나의 공부 운은 왜 그렇게 좋았을까? 나와 사주가 같은
4명의 사람들 중 중졸 1명은 외양선원, 고졸 1명은 회사원, 대졸 1명
은 자영업을 하고 있었다.

그렇다면 과연 공부 운이 좋고 나쁜 것이 사주나 체질에 나타났다
고 할 수 있을까?

돌이켜보면 내가 특히 공부 운이 좋았던 것은 나의 꿈이 대학교수
였기 때문에 가능했던 일이었다. 나는 미칠 듯이 간절하게 대학교수
가 되고 싶었다. 꿈과 비전, 목표가 그렇게 정해졌다. 그러니 자연스
럽게 공부 에너지가 강화되어 공부 운이 좋을 수밖에 없었다.

그 얼마나 놀랍고 간단한 이치인가.

실제로 양자물리학적 관점에서는 모든 인간이 우주의 어마어마한
초양자 에너지를 끌어다 쓸 수 있는 능력을 가졌기 때문에 얼마든지

변화할 수 있다. 우주 에너지가 무한하므로 그것을 사용하려고 들면 얼마든지 끌어다 쓸 수 있다. 사주와 체질이 어쩌하든 간에 꿈과 비전, 목표를 이루고도 남을 만큼 무한하게 사용할 수 있다.

나는 사주와 체질을 통해 병약하고 무기력하며 부정, 좌절, 열등감에 시달리는 사람이 능력을 발휘하는 경우를 본 적이 없다. 건강과 성공의 코드는 사주와 체질에 달려 있는 것이 아니라 사주와 체질을 넘어서는 가능성인 것이다. 따라서 진정한 사주의 시크릿은 운명의 한계성을 파괴하고 무한한 가능성을 자신의 것으로 만드는 데에 있다.

사주의 시크릿을 위한 기억의 삭제와 가능성의 입력

사주를 보고 부정적 암시에 걸리거나 트라우마가 있는 분들이 의외로 많다.

그들은 대부분 자신의 힘겨운 삶이 사주팔자 탓이라고 받아들인다. 사주가 나빠서 앞날이 캄캄하다고 생각하는 것은 얼마나 무지한 일인가. 나는 그들에게 사주가 운명예정론이 아니며 자신이 스스로 운명을 만들고 경영한다고 말한다. 그러면 그들 중의 상당수는 내게 전화나 편지를 하면서 감사를 표한다. 그 주된 내용은 대략 이러했다.

"사주에 운명의 대략적인 밑그림이 정해져 있다고 믿었는데, 그렇지 않다는 것을 알게 되어 무척 기뻤습니다. 제게도 이젠 희망이 생겼습니다."

지금은 의식의 수준이 높아지면서 그런 일이 많지 않지만 예전에는 그런 경우가 많았다.

1997년의 IMF 전후는 사회적으로 무척이나 힘든 시기여서 사주를 상당히 신뢰하는 분위기였다. 그때까지 그 누구도 사주가 운명예정론이 아니라고 한 적이 없었다. 그러므로 최악의 상황에서 운명을 탓하던 사람들에게는 얼마나 희망적이었겠는가.

하지만 나는 그들에게 희망을 주기 위해 운명예정론을 부정한 것은 아니었다. 사주를 운명예정론으로 보고 고통과 상처를 받았을 분들을 위해 올바른 주장을 한 것이었다. 그분들이 사주로 인해 받은 부정적 암시와 트라우마를 제거하고 운명을 개척하라는 메시지를 전하고자 했다. 또 한 가지가 있다면 사주의 시크릿을 통해 무한한 가능성을 발견하기를 바랐다.

그리하여 모든 사주가 평등하고, 그 속에는 무한한 잠재능력을 개발할 코드가 있다는 사실을 알리고 싶었던 것이다.

사주의 시크릿을 극대화하기 위한 기본 전제조건

❶ 모든 사주는 평등하고 보물지도(무한한 잠재능력)가 그 속에 담겨 있다.

❷ 사주를 운명학으로 인식하고 상담했던 모든 기억들을 완전히
삭제한다.

❸ 자신의 사주와 체질을 최고의 기준에 두고 꿈과 비전, 목표를
정해 입력한다.

❹ 사주와 체질에 관한 정보를 적극 활용하여 최적의 환경과 조건
을 만든다.

이상의 전제조건을 충족하고 있으면 사주의 시크릿이 일어난다.

사주와 체질의 성격을 활발하게 변화시키고 건강하고 에너지가
넘치며 무한한 잠재능력과 장점을 개발하라. 그러면 자신이 원하
는 꿈과 비전, 목표를 확실하게 믿는 시크릿 파워가 반드시 일어난
다. 단순하게 시크릿만 외친다고 꿈이 이루어지는 것은 아니다. 사
주와 체질의 환경과 조건을 최적의 상태로 만들어 건강하고 에너
지가 넘치며 선택과 집중으로 현실화할 때 진정한 시크릿이 일어
나는 것이다.

사주와 시크릿(secret),
트랜서핑(transurfing), 왓칭(watching)의 비교

한때 《시크릿》 열풍이 분 적이 있다. 마음속으로 간절히 원하는 꿈을 상상하면 현실적으로 이루어진다는 것이 이 책의 핵심이었다.

많은 사람들이 시크릿에 열광했다. 성공한 상위 1%만 아는 비밀이라는 부제도 그럴싸했지만 시크릿이라는 제목까지 신비감을 더했다. 그러나 시크릿은 말 그대로 비밀은 아니었다. 미국과 일본에서 태동한 신사고운동의 원리와 다를 바 없는 원리였기 때문이었다.

미국과 일본이 세계적인 경제대국이 된 비결은 무엇일까?

신대륙을 개발한 미국은 1800년경부터 신사고운동을 전개하기 시작하였다. 지금 일반적으로 널리 알려진 시크릿, 트랜서핑, 왓칭의 원조 격인 새로운 사고방식을 삶에 적용한 것이었다. 그것은 단순히 노력하면 성공한다는 공식이 아니었다. 마음의 힘을 현실에 투영하면 그대로 실현된다는 신사고였다.

신사고운동의 핵심적 내용은 내면의 힘을 믿으면 그대로 현실화된다는 이론이다. 부와 성공이 곧 마음의 반영이며, 누구나 내면의 힘을 믿으면 꿈을 이룰 수 있다는 메시지이다. 미국에서는 에머슨을 필두로 M. 브리스톨, 카네기, 나폴레옹 힐, 킬 힐티, 존 맥도날드 등의 초기 사상가들이 큰 활동을 했다. 현대에 이르러서도 브라이언 트레이시, 스티븐 코비, 앤서니 라빈스 등의 성공철학

인기 작가들을 양산하고 있다.

미국에 이어 세계에서 두 번째로 신사고운동이 강하게 펼쳐진 나라는 일본이다. 제2차세계대전의 패전으로 최악의 상황에 직면한 일본은 미국의 신사고운동을 카피했다. 대표적으로 광명회(생명의 실상)나 남묘호렌게쿄 같은 종교적인 단체를 통해서도 생각하는 대로 꿈이 실현된다는 사상을 강력하게 전파했다. 또한 성공철학을 읽고 열광하는 마니아들이 대량으로 양산되었다.

심지어 일본은 그들의 역사적 인물들을 신사고운동의 관점으로 묘사하여 영웅으로 만들었다. 대표적으로 《대망》, 《미야모토 무사시》 등을 읽어보면 생각대로 현실을 만드는 것을 느낄 수 있다. 미국과 일본은 신사고운동의 영향력으로 세계 최고의 경제대국이 되었다.

놀라운 일이었지만 신사고운동으로 국민들이 할 수 있다는 신념을 가진 국가가 잘살게 되는 것은 너무나 당연한 것이었다. 그러면 우리나라는 어떠했는가? 한국은 6·25전쟁 이후 최악의 경제 상황에 직면하여 1960년대까지 세계 최빈국을 면하지 못했다. 그런데 1960년대 중반부터 신사고운동이 국가 정책에 반영되기 시작했다.

새마을운동의 '잘살아보세'와 '할 수 있다'는 신념화 등이 국가적 정책이었다. 미신을 타파하고 낡은 사고와 오래된 관습을 파괴하는 새마을운동은 강력한 신사고운동의 효과를 가져왔다. 그 영향은 사회 각계각층에서 나타났다. 그와 동시에 신사고운동을 다룬 책들이 밀려오기 시작하였다. 미국과 일본에서 수입된 성공철학이 서점가를 장악했고, 많은 사람들이 앞을 다투어 '자기계발서'를 탐독하였다. 1990년대 초반의 《부자 아빠, 가난한 아빠》, 《시크릿》 등의 베스트셀러 현상이 그 열기를 짐작하게 한다. 따라서 우리나라의 경우에도 신사고운동, 성공철학, 자기계발서 등이 일정 부분 현재까지의 경제 성장에 견인차 역할을 했음을 부정하기 어렵다. 혹자는 신사고운동을 부정하겠지만 그 영향력은 간과할 수 없다. 특히 20세기 이후 인간은 생각과 상상만으로도 운명을 만들어갈 수 있다는 사실을 알고 있다.

이러한 배경을 통해 시크릿과 트랜서핑, 왓칭이 인기를 끌고 있다. 이들 이론들이 매력적인 이유는 성공의 방법이 단순하고 쉽기 때문이다. 시크릿은 단지 꿈을 상상하고 믿기만 하면 된다고 하니 얼마나 편하고 좋은가? 트랜서핑은 끌어당김의 법칙에 의해 꿈꾸고 믿는 대로 끌어당겨 올 수 있다고 하니 그 또한 얼마나 달콤한가? 왓칭은 양자물리학의 이론을 제시하면서 관찰자 시각만 유지하면 현실적인 성취까지도 이룰 수 있다고 과학적 이론과 원리까지 제시하니 그 역시 달콤한 유혹이 아닐 수 없다.

이들 이론들의 특징은 한마디로 단순하고 쉬우며 달콤하다는 공통점을 가지고 있다. 그러나 현실이 어디 그렇게 만만한가. 절대로 그렇게 쉬운 방법은 없다.

이론적으로 맞다고 하더라도 현실은 상상의 믿음이나 끌어당김의 법칙이나 관찰의 법칙으로 변하지는 않는다. 왜 그럴까?

그 이유는 내면의 꿈을 믿는다고 해도 주어진 환경이나 조건을 극복할 경험과 지식, 에너지가 없으면 안 되기 때문이다. 이들 달콤한 유혹의 성공 법칙들과 사주의 차이점은 근본적으로 환경과 조건을 극복하는 실질적인 준비와 노력에 있다. 시크릿이나 트랜서핑, 왓칭의 특징은 실질적인 준비와 노력에 대한 구체적인 방법론이 없다는 점이다.

그에 비해 사주와 체질은 명백하게 시크릿과 트랜서핑, 왓칭의 법칙을 포함한 현실적인 환경과 조건의 극복까지를 제시한다. 기본적으로 사주를 안다는 것은 체질과 그에 관련된 개별적인 상황과 조건을 아는 것으로 시작한다.

베스트셀러 《토정비결》의 저자 이재운은 졸저 《태양인 이제마의 동의수세보원》의 추천사에서 28체질론에 대해 이렇게 말했다.

"인간이 어떤 체질적 특성을 가졌다는 것은 그만큼 장기 기능의 부조화를 나타내므로 이 체질적 결함을 보완하거나 기능을 개선할 경우 누구나 다 건강

백세를 추구할 수 있는 음양화평지인[2]이 될 수 있을뿐더러 인생에서도 성공할 수 있는 자신감과 능력을 얻게 된다고 주장하고 있다. 이 주장이야말로 얼마나 큰 희망인가. 난 이 말이 반드시 이루어질 수 있는 명제라고 믿는다."

사주와 체질로 보는 인간의 조건은 몸과 마음의 통합체로서 운세를 만들고 운명을 개척할 수 있다는 것을 의미한다. 단순하고 쉽게 내면의 믿음을 현실화할 수 있다는 것과는 대조적인 입장이다. 그러나 내면의 믿음이 현실화된다는 신사고운동의 몸과 마음의 법칙은 인정하기 때문에 오히려 더 희망적이다. 만약 누군가가 시크릿과 트랜서핑, 왓칭처럼 그러한 법칙만으로 지식과 경험, 에너지 없이 성공한다면 그 또한 불평등한 법칙이 아니겠는가.

사주와 시크릿, 트랜서핑, 왓칭이 운세를 만들고 운명을 개척하여 꿈을 이루는 방법을 찾는 것은 같다. 하지만 구체적인 방법에서는 많은 차이가 난다. 예를 들어 아무리 상상하고 믿으며 간절히 원하는 것을 마음으로 끌어당기고 관찰자의 시각을 가진다고 해도 그것만으로 현실은 바뀌지 않는다. 현실을 바꾸는 힘은 지식과 경험, 에너지를 비롯한 실질적인 준비와 노력인 것이다.

따라서 단순하고 쉬운 그러한 방법들은 성공 가능성이 여름철 베짱이의 로또복권 당첨 확률과 비슷하다. 반면에 지식과 경험을 쌓고 강한 에너지를 기르는 사주와 체질의 방법은 어렵고 힘들다고 해도 겨울철 개미의 성공 확률처럼 높다. 지금 당장은 느리게 느껴지겠지만 나중에는 더 확실하고 빠른 방법이 될 수 있다. 사주와 체질의 준비와 노력은 확실하게 대가를 지불하고 보상을 받는 방법이기 때문이다.

---

2) 陰陽和平之人. 음과 양의 조화와 균형이 완벽하게 이루어진 체질로 무병장수할 수 있으며 완전한 건강체를 뜻한다. 《황제내경》의 소문에 나오는 오태인론의 완전한 건강체를 나타내는 용어이다.

제3장

잠재능력을 이끌어내는
건강과 운세의 관계

. . .

당신의 잠재의식은 '실제 경험'과 '상상 속의 경험'을 구별하지 못한다.
만일 당신이 두 경험 모두 똑같이 실감할 수 있다면
틀림없이 현실 세계에서 자신의 소망을 성취할 수 있을 것이다.
— 로이 E. 데이비스

1 성격은 변화가 가능한가?

"청소년기와 대학 시절에 성격 변화가 많지 않았습니까?"

고등학교 교사인 C선생의 사주와 체질을 보고 내가 처음 한 말이다.

"성격은 타고난 것이라고 하는데 변화될 수 있는 것입니까?"

그는 놀란 표정으로 말했다. 많은 사람들이 그렇게 생각하듯 그역시 성격은 타고난 대로 주어지는 것이라고 여겼다. 나는 그에게자세하게 설명을 해주었다.

"타고난 성격은 밝고 활달하며 사교적입니다. 그런데 체질적으로만성체증과 함께 이명과 이관개방증으로 고통을 겪으면서 성격이어둡고 정적이며 폐쇄적으로 변했습니다. 또 인간관계를 꺼리고 혼자 있는 습성이 강화되었습니다. 중학교 때까지는 밝고 활달하며 외향적인 성격이었을 텐데, 고등학교 때부터 성격 변화가 많아진 상태입니다."

내가 그렇게 말하자 그는 진지한 표정으로 되물었다.

"모두 정확히 맞혔습니다. 그런 것이 사주와 체질에 나타납니까?"

"물론입니다. 성격은 체질의 환경과 조건에 따라 변화합니다. 심리적인 트라우마가 영향을 끼치는 경우도 많고, 병으로 인해 변질되는 경우도 많지요."

그는 자신의 성격 변화에 대해 이야기했다. 중학교 때까지는 밝고 활달하며 외향적이었으나 고등학교 시절과 대학 시절에 큰 성격적 변화가 있었노라고. 그리고 이명(耳鳴)[1]과 이관개방증(耳管開放症)[2]으로 청각의 기능이 약화됨으로써 사람들을 멀리하게 되었다고 사실대로 말했다. 나는 그에게 체질적인 원인을 자세히 설명해주었다.

"이명과 이관개방증의 근본적인 원인은 만성체증입니다. 체증으로 인해 열이 머리로 오르며 뇌압이 높아지고 귀 주변의 근육이 굳어가면서 이명과 이관개방증이 생긴 것입니다. 만성체증을 해결하면 이명과 이관개방증도 자연치유가 될 수 있습니다. 그렇게 되면 성격 역시 본래 타고난 대로 살 수 있겠지요."

그는 못 믿겠다는 얼굴로 말했다.

"수없이 이비인후과를 들락거렸고 한의원에도 다녔습니다. 그렇지만 아직까지 한 번도 증세가 호전되는 것을 느낀 적이 없습니다. 이 증세를 정말 고칠 수 있을까요?"

---

1) 귀에서 소리가 나는 증세. 림프관의 압력이 높아져 생기는 것으로 알려져 있으나 다양한 원인에 의해 그러한 증세가 수반된다.

2) 귀의 관이 열려 있는 상태로 귀에서 내부의 소리가 울리는 증세. 서양의학으로는 치료가 불가능하지만 체질 개선으로 자연치유가 될 수 있다.

"틀림없이 자연요법으로 완치가 될 수 있습니다."

그는 다시 질문을 했다.

"정말 이런 증세가 사라지면 타고난 성격을 되찾을 수 있을까요?"

"그렇습니다. 사실 타고난 본래의 성격대로 사는 사람은 거의 드문 편입니다. 성격은 몸과 마음의 상태와 조건을 반영합니다. 예를 들어 본래 성격은 내성적이라고 할지라도 성공적인 삶을 살면서 성격 변화를 일으킨 사람은 완전히 외향적인 성격이 됩니다. 반대로 원래 외향적이었던 성격도 체질적인 문제와 현실적인 고통을 겪으면 내성적이고 폐쇄적으로 바뀝니다."

"말씀을 듣다보니 그럴 수도 있겠다는 생각이 듭니다."

그는 만성체증과 이명, 이관개방증을 치유하겠다는 의지를 분명히 했다. 그만큼 그는 그 증세들로 인해 생활에서 큰 불편과 고통을 겪고 있었기 때문이었다.

나는 그에게 《만성체증이 내 몸을 죽인다》를 선물하고 자연요법과 미네랄 식품을 추천해주었다. 그는 타고난 심성이 순수하고 성실하였기 때문에 자연치유에 최선을 다했다. 그리고 얼마의 시간이 지난 뒤 만성체증과 이명, 이관개방증을 완전히 치유했다.

그는 몸과 마음의 상태가 좋아지자 이렇게 말했다.

"선생님, 제 성격이 변화하는 것을 느끼겠습니다. 몸과 마음이 안정되어 그런지 자신감도 더 생기면서 성격이 밝아지고 사교적으로 변하는 것 같습니다."

그는 자신의 신체적 변화에 대해서도 자세히 말해주었다.

"체중이 없어지자 몸과 마음이 가볍고 성격이 밝아졌습니다. 이명과 이관개방증이 없어진 뒤부터는 대인관계에서 두려움이 사라지고 사교성도 좋아졌습니다. 부정적이고 공격적이며 조금만 마음에 들지 않아도 인간관계를 단절시키는 습벽에서 벗어났고요."

실제로 그는 밝고 활달한 성격으로 바뀌어 있었다. 나는 그에게 그 변화에 대해 말해주었다.

"성격이 곧 운명을 만든다는 말이 있습니다. 성격이 몸과 마음의 상태를 반영하므로 운세와 밀접한 관련성이 있기 때문입니다. 성격이 밝고 활달하며 긍정적이고 도전적인 사람은 운세가 좋다는 뜻이기도 합니다. 물론 성격이 어둡고 부정적이고 비판적인 사람은 운세도 나빠지겠지요. 실제로 사주와 체질을 잘 살펴보면 정확히 일치하는 부분입니다. 이제 성격이 밝고 활달하며 긍정적으로 변화했다는 것은 곧 좋은 운세가 되었다는 것을 뜻하니까 축하드립니다."

그는 진심으로 내게 감사의 뜻을 표했다. 그리고 체질을 개선하여 성격이 밝아진 이후로 좋은 일들만 생긴다고 좋아했다.

실제로 사주와 체질을 통해 성격과 그 변화를 살펴보면 정확하게 일치하는 것이 사실이다.

타고난 성격은 고정된 것이 아니다. 사회적으로 변화하기도 하지만, 체질적으로 문제가 있으면 성격 또한 변질이 된다. 성장기의 환경을 통해 심리적 상처인 트라우마가 있어도 성격은 쉽게 변한다. 그렇기 때문에 성격을 타고난 것으로 여기거나 고유한 것으로 보기는 힘들다.

주변을 둘러보아도 중학교 때까지 외향적이었다가 그 후에 내성적인 성격이 된 사람들을 흔하게 접할 수 있다. 반대로 고등학교 때까지는 내성적이었다가 대학 진학 이후로 외향적인 성격이 된 사람들도 쉽게 찾아볼 수 있다. 성격에 관한 한 의도적인 성격 개조는 실제적 효과가 잘 나타나지 않는다. 체질을 비롯한 생활환경과 조건이 달라져야 성격이 변화한다.

따라서 만약 성격이 어둡고 폐쇄적이며 부정적이라면 체질적인 문제를 의심해볼 필요가 있다. 성격은 한 사람의 건강과 에너지의 수준을 비롯한 운세와 직결되기 때문이다.

개인적으로 자신의 성격이 마음에 들지 않을 때도 마찬가지이다. 밝고 활달하며 긍정적인 청년 시절을 보낸 후 갑자기 어둡고 침울한 성격으로 변했다면 그 자체가 성격적 병증이 될 수 있는 것이다.

따라서 사주나 체질로 타고난 성격이 변형되어 있다면 성격 변화를 적극적으로 고려해야 한다. 인간은 기본적인 본성을 지니고 있지만 그것마저도 온전히 고정된 것은 아니다.

성격은 변화 가능한 것이다. 체질의 상태나 조건에 따라 얼마든지 좋은 성격으로 변화시킬 수 있다.

2 적성이 건강과 운세에 미치는 영향

"앞으로 무슨 일을 하면 좋겠습니까?"

"적성은 공직이나 기업체에 근무하는 것이 적합할 듯합니다. 태양인부체질에 소양인주체질로서 철저하고 완벽을 추구하는 성격에다 활동적이고 양심적이라서 공직이나 사무 직종에 적성이 맞습니다. 만약 그 분야로 진출하지 못하셨다면 학원 강사를 하는 것도 좋겠습니다."

40대 중반의 미혼 남성인 P씨와 진로 문제에 대한 상담을 하면서 나눈 대화이다. 그는 약간 야윈 체구에 힘이 없는 얼굴로 내 말을 듣고 있다가 질문했다.

"체질에서 나오는 적성이 정확합니까?"

"체질로부터 한 사람의 성격이나 특성, 건강과 에너지의 수준이 나타나기 때문에 적성을 추정할 수 있습니다. 적성의 방향성을 찾아주거나 제시하는 것이 가능할 수 있다는 뜻입니다."

그는 고개를 끄덕이고는 말했다.

"사실 제가 공직에도 인연이 있었고 기업체에 근무하기도 했습니다. 적성은 대략 그쪽 분야가 맞는 것 같습니다. 그런데 적성 선택을 잘못했던 것 같습니다."

그는 말을 하다 말고 어두운 표정을 지으면서 가만히 있었다. 나는 그의 체질적 상태를 분석하여 말해주었다.

"체질적으로 심한 상기증과 민감성대장증후군이 있어 건강이 좋지 않습니다. 이러한 경우에는 적성을 선택한다고 해도 그 분야로 진출할 에너지가 되지 않아서 문제가 됩니다. 적성과 무관하게 건강과 운세가 매우 나쁘게 되기 쉽습니다."

그제야 그는 고개를 들고는 자신의 상황을 설명했다. 그는 고등학생 때 학업 성적이 우수했기 때문에 경찰대학에 합격했다. 그런데 체력이 따라가지 못할 것을 우려하여 경찰대학을 포기하고 일반 대학에 진학했다. 서울의 명문 사립대학 국문과를 다녔고 졸업한 뒤에는 대기업에 입사했다. 남들의 부러움을 살 만큼 좋은 조건이었으므로 처음 한동안은 삶이 매우 순탄했다. 그러나 건강에 이상이 생기면서 직장에 사직서를 낼 수밖에 없었다. 그 후의 삶은 적성과 무관하게 과외를 하거나 여러 가지 용역을 맡아 하면서 근근이 살고 있다고 했다. 그는 자신이 살아온 일들을 들려준 뒤 조심스럽게 물었다.

"지금이라도 건강을 회복하면 다시 적성에 맞게 새 출발을 할 수 있을까요?"

"물론입니다. 아무리 두뇌가 총명하며 탁월한 재능을 가지고 자신에게 맞는 적성을 선택했다고 해도 건강이 우선입니다. 체질적으로 간과 신장이 약하고 상기증과 민감성대장증후군이 있는 경우라면 좋은 운세를 받을 수 없습니다. 지금이라도 건강하고 에너지가 넘치면 분명히 새로운 출발을 하실 수 있을 겁니다."

나는 그에게 체질 개선을 위한 자연요법과 건강식품을 추천해주었다. 그러자 그는 열성적으로 몸과 마음을 새롭게 가꾸고 에너지를 강화했다. 완전 채식으로 식이요법을 실행했으며 규칙적인 운동을 실시했다. 그 결과, 그는 오랫동안 자신을 괴롭혀온 상기증을 자연치유하고 민감성대장증후군을 극복했다. 건강을 회복한 그는 자신의 적성을 찾아 학원 강사로 취업을 하여 성실하게 생활하고 있다.

P씨의 경우와 비슷한 경험을 한 사람들이 의외로 많다. 사주와 체질로 보면 적성과 건강, 에너지의 수준, 운세는 서로 혼재되어 나타난다. 건강 때문에 적성을 찾지 못하는 경우가 많다. 또 적성과 맞지 않는 일을 억지로 하여 건강을 해치는 수도 많다.

따라서 체질에 맞는 적성을 선택하고 직업을 찾는 것이 바람직하다. 그래야 즐겁고 재미있게 일하며 건강하고 좋은 운세를 만들 수 있다.

적성은 교육과 진로를 위해서만 선택하는 것이 아니다. 한 사람이 평생 즐겁고 재미있게 일할 수 있는 분야를 선택하는 것이 곧 적성의 선택이다.

학교 다닐 때 적성검사를 하여 진로를 고려하기는 하지만 과연 그것이 맞을까? 설문지로 한 사람의 생각을 체크한다고 해서 적성이 정확히 나타나기는 힘들다. 그럴 리 없다.

적성은 설문지만으로 알아낼 수 없다. 어쩌면 자신도 모르는 적성이 숨어 있을 수도 있으며, 오랜 세월 동안 갈고 닦은 일이 적성이 될 수 있다. 적성은 한 사람의 삶에서 직업이 되거나 취미가 되기 때문에 신중한 선택이 중요하다. 한순간 적성 선택을 잘못하면 삶이 불행해지거나 건강에 치명적인 문제를 유발할 수 있다. 적성은 적성검사를 할 때의 문제가 아니라 우리네 삶의 전반적인 흐름에 결정적인 역할을 한다.

사주와 체질에 대한 상담을 할 때 가장 빈도가 높은 질문 중의 하나가 적성이다.

"제가 앞으로 무엇을 하면 좋을까요?"

교육이나 진로, 직업적 선택을 할 때에는 꼭 적성을 묻는다. 과연 사주와 체질에 따른 적성이 존재할까? 체질은 몸과 마음의 상태를 반영하는 것이기 때문에 적성이 나타난다. 기본적으로 적성은 성격과 특성, 건강과 에너지의 수준에 따라 방향이 제시되기 때문이다. 따라서 적성 선택 시에 자신이 진정으로 원하는 분야와 합치될 수 있도록 신중을 기해야 한다. 자신이 진정 사랑하고 원하며 열정과 의지가 꿈틀대는 분야로 진출하는 것이 진정한 적성의 선택이기 때문이다.

교육과 진로의 선택을 위한 적성과 장인정신

모든 선택은 기본적으로 쉽지가 않다.

꿈과 비전, 가치관을 명확히 지닌 사람들은 적성을 선택하는 일이 그다지 어렵지 않을 것이다. 하지만 뚜렷한 방향성이 없는 상태에서 교육과 진로, 적성과 직업을 선택하는 것은 여간 어려운 일이 아니다. 교육이나 진로를 위해 상담전문가를 찾아도 사정이 어려운 것은 마찬가지이다.

그런 점에서 볼 때 사주와 체질은 오히려 적성 선택에 도움이 될 수 있는 정보들을 많이 제공한다. 체질에 따른 성격과 특성, 건강과 에너지의 수준에 맞게 적성을 선택할 수 있기 때문이다.

나는 한 사람의 적성에 대한 선택은 장인정신과 통한다고 생각한다. 각종 직업군과 예술가, 장인, 기술자 등을 나누어 생각하는 것은 의미가 없다. 자신의 꿈과 비전을 실현하는 기술이라는 관점에서 장인정신을 본받는 것이 바람직하다.

자신의 적성에 맞지 않는 일을 억지로 하면 노동과 고역이 되어 건강을 해친다. 노동자와 예술가, 장인을 결정하는 것은 자신에게 맞는 적성의 선택이다. 이 시대의 장인정신은 프로정신, 전문성, 창의성을 의미한다. 장인정신이란 감동이다. 진실한 자세와 마음가짐이다. 적성에 혼을 불어넣는 정신이다. 그러니 자신의 일에 전념하거나 한 분야에 정통한 철저한 직업정신을 가지는 것은 얼마나 가치 있는 일인가. 적성은 바로 그러한 장인정신과 맥을 같이할 수 있는 선택이 되어야 한다.

그러한 점에서 사주와 체질에 따른 적성을 참고하고 성격과 건강, 에너지의 수준을 높이는 노력을 하는 것이 필요하다. 그렇게 자신의 적성을 찾아내어 가치가 있다고 생각되는 일에 최선을 다하는 철저한 장인정신을 지닐 때 삶은 건강하고, 운세는 화려한 꽃을 피우는 것이다.

3 건강과 에너지와 운세

"사주와 체질을 보고 어떻게 건강과 에너지를 알 수 있죠?"

한방역학 강의나 상담을 할 때 자주 받는 질문이다. 사주와 체질을 보고 어떻게 한 사람의 건강 상태를 알 수 있을까? 또한 어떻게 에너지의 수준까지 알 수 있는지 궁금하게 여기는 것은 당연한 일이다. 그러나 만약 그것을 모른다면 구체적인 체질 분석을 할 수 없다. 체질 감별이 아니라 체질 분석이라는 것은 건강과 에너지의 수준 등 종합적인 것을 알 수 있게 해준다.

나는 그 질문에 대해 이렇게 답변을 한다.

"사주와 체질을 보면 한 사람의 두뇌와 오장육부의 기능과 건강 상태, 에너지의 수준을 알 수 있습니다. 사주는 한 사람이 태어날 때의 두뇌와 음양오행의 기에너지 분포도를 나타내는 공식입니다. 사주의 연, 월, 일, 시는 팔자로 여덟 가지 음양오행이 나란히 배열되어 있습니다. 그것을 풀어보면 음과 양을 비롯한 목, 화, 토, 금, 수의 분포도와 각 에너지의 강약을 알 수 있습니다."

이렇게 설명을 해도 대부분 말만으로는 이해하지 못한다. 그러나 사주의 공식을 아는 분들은 쉽게 이해할 수 있다. 구체적으로 말하자면 사주는 음양오행을 도표로 나타낼 수 있다는 뜻이다.

예를 들어 양력으로 1992년 12월 12일 새벽 1시에 출생한 K양의 사주를 살펴보자.

<table>
<tr><td>庚壬壬壬</td><td>사주</td></tr>
<tr><td>子戌子申</td><td></td></tr>
<tr><td>금 수 수 수</td><td></td></tr>
<tr><td>수 토 수 금</td><td></td></tr>
</table>

52,	42,	32,	22,	12,	2	대운
丙	丁	戊	己	庚	辛	
午	未	申	酉	戌	亥	
화	화	토	토	금	금	
화	토	금	금	토	수	

이러한 도표가 만들어지면 음양오행론의 분포도에 따라 목, 화, 토, 금, 수의 에너지의 흐름을 알 수 있다. 위의 사주를 보면 체질은 전형적인 소음인체질이다. 몸이 차고 소화기와 심장이 약하며 민감성대장증후군과 생리통이 심하다. 아래의 대운은 나이에 따른 기에너지의 흐름을 나타낸다. 사주는 이 도표를 구조적으로 파악하고 두

뇌와 음양오행의 강약을 결정하여 체질과 건강 상태를 알 수 있게 해준다.

실제로 K양은 내장저체온이라서 소화 기능이 몹시 좋지 않았다. 심장과 비장, 위장이 약하고 간장의 기능까지 약한 편이 되어 민감성대장증후군과 생리통으로 고통을 많이 겪었다.

만약 사주와 체질의 음양오행이 아니라면 어떻게 그녀의 건강과 에너지를 알 수 있겠는가.

사주와 체질을 보면 한 사람의 건강 상태나 조건을 명확히 알 수 있다. 그뿐 아니라 간장, 심장, 비장, 폐, 신장의 에너지에 대해 강약과 허실을 쉽게 파악할 수 있다.

K양의 경우, 만약 사상체질에 따라 소음인체질이라고 감별해도 그녀의 병증을 파악하기는 힘들다. 또한 비장과 위장, 심장이 어느 정도 약하거나 강한지의 허실과 강약을 잘 알 수 없다. 반면에 사주와 체질로 알아보는 건강과 에너지의 수준은 파악이 용이하다. 또한 정확한 생리 구조를 알 수 있기 때문에 병리와 약리를 찾기 쉽다.

K양은 사주와 체질을 통한 자연요법으로 빠르게 건강을 회복했다. 몸을 따뜻하게 하는 음식을 섭취하고, 양기가 부족한 것을 보충하기 위해 보양식을 많이 먹었다. 또한 몸의 냉증을 치유하기 위해 내의를 꼭 입어 몸을 최대한 따뜻하게 보온했으며, 전형적인 소음인 체질에 적합한 건강식품요법을 실행했다. 그러자 오랫동안 고통을 안겨주었던 갖가지 증세들이 거의 사라졌다. 그 결과, 건강을 되찾았을 뿐만 아니라 에너지의 수준도 높여 성격이 밝고 활달하게 변했

고 학업 성적도 몰라보게 좋아졌다. 그녀는 지금 명문 대학에 진학하여 한껏 대학 생활을 즐기고 있다.

사주와 체질을 통해 건강과 에너지의 수준을 알면 한 가지 더 도움이 되는 것이 있다. 체질적으로 약한 장부를 보완하여 건강을 회복하고 에너지의 수준이 높아지면 운세가 바뀐다는 점이다.

운세(運勢)의 운(運)은 환경과 조건이며, 세(勢)는 에너지의 상태 혹은 수준을 나타낸다.

그래서 운세가 좋다면 환경과 조건이 좋고 에너지가 강하다는 뜻이 된다. 누군가가 승승장구하면서 하는 일마나 성과를 올린다면 그는 운세가 좋다. 즉, 환경과 조건을 지배하면서 에너지를 강하게 발산하고 있는 것이다.

반면에 운세가 약한 사람은 어떠한가? 체질적으로 병증이 뚜렷하게 존재하면 건강 상태가 좋지 않고 에너지도 약해진다. 그러니 운세인 환경과 조건도 열악해지고, 에너지가 약해서 무기력하거나 병약한 상태가 되는 것이다.

따라서 건강론을 제대로 알면 에너지를 강화하는 방법을 찾을 수 있다. 예를 들어 병약하고 무기력한 체질이라도 자연요법과 건강식품요법으로 건강을 회복한다면 에너지가 달라질 수 있다. 그렇게 되면 자연스럽게 운세인 환경과 조건을 지배하는 강한 에너지를 발산할 수 있는 것이다.

나는 사주와 체질을 통한 자연요법으로 많은 사람들의 삶이 달라지는 사례를 보았다. 어떤 분은 타고난 사주와 체질이 좋은데도 건강 경영을 잘못하여 에너지가 약화됨으로써 불운하게 살고 있었다. 반면에 어떤 분은 타고난 사주와 체질이 좋지 않은데도 건강 경영을 잘하여 에너지가 넘치며 좋은 운세를 누리는 경우가 있었다.

이와 같은 자료를 종합해보면 사주와 체질이 예정된 것이 아니라 만들어간다는 것을 알 수 있다. 사주와 체질을 보고 건강과 에너지의 수준을 알 수 있다는 것은 큰 희망이다. 예정된 운명대로 살지 않고 운명을 만들 수 있다는 것을 뜻하니 말이다.

타고난 환경과 조건을 극복할 수 있다는 것, 그것만큼 평등하며 민주적인 원리가 있을까?

사주와 체질은 희망이다. 또 운세를 만드는 운명 개척의 이론이다. 누구든지 체질을 개선하여 건강과 에너지가 넘치는 삶을 찾을 수 있게 해주니 이 얼마나 대단한 축복인가.

따라서 사주와 체질을 보아 건강과 에너지의 수준을 알고 좋은 운명으로 변화시키는 것이 바람직하다.

4 궁합은 실제적 작용력이 있는가?

궁합은 상대적이면서 동시에 절대적인 관계를 나타낸다.

서로가 맞는 상대인지를 판단하는 척도가 궁합이다. 그래서 모든 관계에는 궁합이라는 것이 존재한다.

자신과 상대가 잘 맞을 경우는 좋은 궁합이라 하고, 안 맞을 때에는 나쁜 궁합이라고 한다. 궁합은 결혼을 앞둔 남녀만 보는 것이 아니다. 모든 인간관계에 적용이 될 수 있다. 모든 만남에는 궁합의 상호 작용력이 존재한다.

인간관계에서 보면 끌리는 사람이 있고 끌리지 않는 사람이 있다. 또 싫은 사람이 있고 아무 관계가 없는데도 무조건 거부감이 느껴지는 사람도 있다. 대관절 그 이유가 무엇일까?

사주와 체질로 볼 때 기에너지가 맞지 않으면 나쁜 궁합이다. 또 어떤 경우에는 궁합이 맞는데도 특정한 이유로 한 사람의 체질이 심한 불균형 상태가 되면 관계가 틀어지기도 한다. 그 모든 이유는 인체가 특정한 에너지로 구성되기 때문이다.

따라서 궁합은 절대적으로 고정된 것은 아니다. 기에너지의 충돌 혹은 화합으로 나타나는 에너지 현상일 뿐 고정불변의 사항은 아니다. 그런데도 상당수의 사람들은 궁합을 절대적으로 고정된 것으로서 인식하는 경향이 있다.

가끔씩 사주의 운명론으로 보는 궁합 때문에 심각한 괴로움을 받고 있는 경우를 접한다.

한 번은 궁합이 맞지 않다고 남자 측 부모로부터 결혼 반대를 받아온 여성이 찾아왔다. 그녀는 금세라도 울음을 터뜨릴 듯이 어두운 얼굴로 말했다.

"궁합이 맞지 않다고 워낙 반대가 심해서 괴롭습니다. 결혼하면 남자를 잡아먹는 사주가 있다는데 정말 그런 것이 있습니까?"

나는 그녀를 가만히 쳐다보면서 말했다.

"그런 것은 없습니다. 옛날에는 궁합이 맞지 않아 남편을 잡아먹었다거나 시댁이 망했다거나 하는 말들을 했습니다. 그건 농경민족 문화에서만 나타나는 현상으로서 운명을 남의 탓으로 돌리는 나쁜 관습입니다. 사주에 그런 것은 없습니다."

"정말 그런가요? 궁합이 그렇게 결정적인 것은 아닌 게 맞죠?"

그녀는 표정이 밝아지며 다급하게 확인하듯 말했다.

"당연합니다. 궁합은 인간관계의 화합이나 충돌, 어울림을 참고로 하는 하나의 관계론입니다. 궁합으로 운명이 바뀌어 사람이 죽고 살고 하는 식은 있을 수 없습니다."

"그럼 저희의 궁합을 좀 봐주세요."

나는 그들의 궁합을 보고 난 뒤 말했다.

"체질로 보는 궁합은 매우 좋습니다. 두 분은 똑같이 태양인체질이어서 철저하고 약속을 잘 지키는 체질적 특성이 같습니다. 또 성격적으로 배려해주고 이해해주는 부분도 서로가 잘 맞습니다. 대화도 잘 통하고 마치 친구 같은 체질궁합입니다. 다만 사주의 운명론으로 보는 궁합에는 나쁜 요소가 있습니다. 운명론으로 보는 궁합에 따를 때 오행의 상호작용으로 충돌이나 파괴, 해악이 나타나면 매우 흉하게 보기 때문입니다. 하지만 그런 것은 실제적 작용이 없습니다."

그녀는 희망과 불안이 섞인 표정을 지으면서 말했다.

"체질로 보는 궁합은 무엇이고, 사주의 운명론으로 보는 궁합은 무엇인가요?"

나는 그녀에게 궁합론에 대해 자세히 설명해주었다. 일반적으로 사주의 운명론으로 보는 궁합은 극단적인 판단을 잘 내린다. 결혼하면 큰일 난다거나 상대를 죽일 궁합이라거나 혹은 상대가 바람을 피울 것이라는 등의 얼토당토않은 추정을 한다. 반대로 남편을 출세시킨다거나 남편이 부인 덕에 잘산다는 등의 말을 하여 부추기기도 한다. 궁합으로 운명이 결정된다거나 궁합이 고정불변이라는 식의 주장이다.

나는 사주학을 공부하면서 궁합의 문제점을 수없이 확인했다. 처음 궁합론을 접했을 때에는 그럴 수도 있다고 생각했으나 연구를 할수록 모순과 작위가 드러났다. 그 주된 이유는 사주가 운명예정론이 아니라서 궁합 역시 변화 가능성이 많다는 점 때문이었다. 또 한 가지는 궁합을 두 사람의 노력으로 만들어가고 변화시킬 수 있다는 점이다. 궁합이 중요하기는 하지만, 나쁜 궁합도 좋은 궁합으로 만들수 있다.

실제로 궁합의 유래를 살펴보아도 처음부터 반대의 명분을 위한 방편으로 사용되었음을 알 수 있다.

원나라를 세운 몽고족이 당시 명문 세도가의 후예들인 한족 가문에 청혼하자, 한족 가문에서는 반대의 명분으로 궁합을 내세웠다. 그 풍습이 전해져서 지금도 궁합을 반대의 명분으로 내세우는 경우가 있다. 자녀의 배우자가 마음에 들지 않으면 궁합으로 반대의 명분을 표방하는 것이다.

나는 그녀에게 사주와 체질의 궁합과 기존 궁합의 차이점을 알려준 뒤에 말했다.

"두 분의 체질궁합은 좋습니다. 안심하고 결혼을 추진하십시오."

그 말을 듣고도 안심이 되지 않는지 그녀가 다시 물었다.

"선생님, 구체적으로 체질궁합은 어떻게 좋은가요?"

"체질궁합은 두 분의 체질로 보는 성격과 성향, 적성, 건강, 에너지의 수준을 비교하는 것입니다. 두 분은 성격이나 성향, 적성이 유사하고 건강하며 에너지가 넘치므로 궁합이 좋다는 것입니다."

나는 그녀에게 자세하게 체질궁합을 설명해주었다. 그녀는 밝은 얼굴로 돌아갔고, 한 달쯤 지난 뒤에 전화로 결혼식 날짜를 알려주면서 거듭거듭 내게 감사했다.

그녀뿐만 아니라 운명예정론으로서의 궁합을 보고 낙심한 분들을 만나보면 대개는 사정이 유사했다.

궁합은 인간관계의 화학적이고 물리적인 작용을 알아보는 방법이다. 두 사람의 인간관계에서 느껴지는 사랑, 행복, 화합과 충돌, 파괴, 해악 등의 작용을 알아보는 이론이다. 그러나 두 사람 사이에서 일어나는 다양한 작용들이 고정불변일 수는 없다. 궁합 자체가 인간의 체질적 변화에 따라 늘 변화를 일으키기 때문이다.

결혼 전에 '죽으면 못 살아' 하던 커플이 '죽어야 살아'로 변화하여 이혼하는 경우도 흔히 있다. 반대로 결혼 전에는 '담담'했던 커플이 결혼 후에 '잉꼬' 부부가 되는 것도 자주 볼 수 있다.

이러한 현상은 궁합이 운명적으로 결정되는 것이 아니라 체질에 따라 변화하는 것이기 때문에 일어난다. 운세의 '운'이라는 환경과 조건이 악화되고 '세'라는 건강의 에너지가 약해지면 열정이 식어 사랑도 미움으로 될 수 있는 것이다. 그래서 궁합 역시 끊임없이 노력하여 '운'의 환경과 조건이 좋아지고 '세'의 에너지가 강화되면 더 좋아질 수 있다. 결론적으로 단언하자면, 궁합 역시 만들고 가꾸면서 최상으로 변화시킬 수 있는 가변성의 현상일 뿐 결정적일 수가 없다.

예를 들어 전혀 상반된 성격의 두 사람이 조화하는 데에는 아무래도 어려움이 따른다. 그러할 경우 궁합이 좋지 않다거나 두 사람이 너무 잘 맞는다거나 하는 정도의 판단을 할 수 있을 뿐이다. 그 이상의 궁합에 따른 변화는 서로 사랑하고 화합하여 최상의 것으로 가꾸고 만들어가는 것이다. 따라서 궁합은 체질과 체질의 관계를 통한 노력으로 만들어가는 것이 가장 객관적이고 합리적이다.

행운론의 진실과 거짓

"큰 부자로 살 수 있는 팔자라고 들었는데 왜 이리 안 풀릴까요?"

40대 중반의 자영업을 하는 L씨는 푸념을 늘어놓았다. 그는 시골에서 청운의 꿈을 안고 상경하여 유통업에 뛰어들어 큰돈을 벌었으나 지금은 빈털터리가 된 상태였다. 한때 큰돈을 손에 쥐었으나 코스닥에 인수합병을 한다고 돌아다니다가 사기를 당했다고 했다. 나는 그의 사주와 체질을 보고는 말했다.

"사주로 부자와 가난한 사람을 구분하는 법은 없습니다. 예를 들어 삼성 이건희 회장과 같은 사주가 통계상이나 확률적으로 대한민국에 47명 정도 됩니다. 그뿐 아닙니다. 전직 김영삼 대통령과 똑같은 사주를 지닌 사람은 노가다(막노동) 십장(초보자 관리직)을 했습니다. 전직 전두환 대통령과 같은 사주를 가진 사람은 부산의 남포1파출소 소장을 했습니다. 그런데도 사주로 빈부귀천을 보는 것이 의미가 있겠습니까?"

그는 실망한 표정을 지으면서 말했다.

"그래도 옛날에 유명한 분한테서 사주를 볼 때 상당히 잘 맞았습니다. 큰돈을 벌어들일 거라는 시기도 맞았고 업종도 잘 맞았습니다. 그런 것을 보면 사주에 뭔가 맞는 부분이 있을 것이라는 생각이 듭니다. 그렇지 않습니까?"

"그건 당시에는 아주 열정적이고 강력한 의지를 내비쳤기 때문에 그렇게 본 것일 겁니다. 사주는 평등한 것입니다. 부자 사주, 가난한 사주가 따로 있는 것이 아닙니다. 단지 사주의 조건과 환경을 통해 추정한 것에 지나지 않습니다. 딱 떨어지게 맞는 운명이 예정되어 있는 것은 아닙니다."

그는 풀이 죽은 목소리로 다시 말했다.

"앞으로 저의 운세는 어떻게 되겠습니까?"

그의 사주와 체질을 보면 소양인부체질에 소음인주체질이었다. 적극적이고 외향적인 성격과 소심하고 세밀한 내성적인 성격이 함께 있었다. 그러나 내장이 차고 심장의 기능이 약하며 신경이 예민한 기질이라서 머리로 피가 쏠리는 상기증이 있었다. 또한 만성체증에 시달릴 체질이라서 당뇨와 고혈압의 위험성이 높았다.

"운세를 논하기 전에 당뇨와 고혈압을 조심해야겠습니다. 체중으로 소화가 잘 안 되고 꺽꺽거리기 쉽습니다. 지금의 건강 상태는 지극히 좋지 않습니다. 이 상태로는 운세를 논하기 어렵습니다. 행운을 바라는 요행심리는 버리는 것이 좋겠습니다."

그는 흠칫 놀라는 표정을 지으면서 말했다.

"맞습니다. 지금 당뇨병과 고혈압이 있습니다. 약을 먹지 않으면 혈당치가 300이 넘어갑니다. 혈압도 높은 편입니다. 그런 것이 사주에 나옵니까?"

"사주로 보는 체질에 명확하게 나옵니다. 식후의 소화 지체나 하복부 냉증, 좌골의 이상이나 우측 고관절 이상도 느껴지지 않습니까?"

"맞습니다. 어떻게 아시는지 참 궁금합니다."

"사주와 체질을 보면 그런 것은 쉽게 알 수 있습니다. 두뇌와 오장육부의 기능을 알면 증세가 나타나기 때문입니다. 지금의 상황에서는 행운을 기대하는 것보다 우선적으로 건강을 염려해야 할 것 같습니다."

그는 낙담한 듯이 고개를 숙이고는 나지막한 목소리로 말했다.

"그렇군요. 저는 사주가 좋아서 큰 부자가 된다는 말만 믿고 희망을 갖고 살았는데 어쩌면 좋습니까? 앞이 캄캄합니다."

"앞으로 충분히 큰 부자가 될 가능성이 있습니다. 막연한 희망을 품고 살기보다 꼭 성취하겠다는 꿈과 열정과 의지로 만들어가면 꼭 그렇게 될 수 있을 겁니다. 앞날이 어두운 것이 아니라 밝고 창창합니다."

그러자 L씨는 수긍하면서 다시 한 번 꿈을 이루기 위해 힘껏 노력해보겠다고 다짐했다. 나는 그와 같은 사람을 수도 없이 만났다. 사주가 좋다는 말만 믿고 요행심리로 엉뚱한 사업을 벌여 몰락한 사람들이 대개 그러한 부류들이었다.

그들은 행운론을 신봉하여 곧 불로소득이나 일확천금이 생길 것이라고 믿었다. 그런 것을 요행심리라고 하는데 확률적으로 극히 희박한 희망에 의지하는 것이 문제였다. 그런데 이처럼 황당한 희망을 품고 사는 사람들이 너무나 많다. 사주를 운명예정론으로 보면 부질없는 가능성을 부풀려 요행심리를 불어넣을 수 있기 때문이다.

나는 요행심리를 충족시켜줄 행운론은 없다고 단언한다. 행운은 준비된 자의 몫이다. 막연히 기다리는 사람에게 그런 것이 올 확률은 거의 없다. 운세는 '운'의 환경과 조건을 준비한 상태에서 '세'의 에너지가 강하면 만들 수 있는 것을 뜻한다. 호박이 넝쿨째로 굴러 들어오게 하려면 담장을 잘 만들어야 한다. 운세도 마찬가지이다. 운세가 좋아지도록 하려면 그만큼의 준비가 반드시 필요한 것이다. 행운은 결코 저절로 오지 않는다. 행운을 만드는 조건이 충족되어야만 비로소 온다.

행운을 만드는 절대적인 조건

❶ 꿈과 비전, 목표 : 꿈과 비전을 세우고 목표를 정하여 꾸준하게 나아간다.

❷ 교육과 훈련 : 끊임없이 공부하고 연구하며 훈련함으로써 능력을 보유한다.

❸ 도전과 경험 : 목표를 향하여 과감하게 도전하고 경험하여 실전감각을 익힌다.

❹ 정보와 지식 : 활동하는 분야의 정보를 수집하고 전문적인 지식을 섭렵한다.

❺ 건강과 에너지 : 건강한 상태에서 에너지가 넘쳐야 열정과 의지로 성취할 수 있다.

이와 같은 전제조건과 준비 없이 행운이 가능하다는 것은 거짓말이다.

나는 L씨에게 운명을 예측 가능한 것으로 만들라고 조언했다. 우선은 건강부터 경영하라고 했다. 황당하기만 한 행운을 기다리면서 건강을 소홀히 하면 모든 기회가 날아갈 것이라고 주의를 주었다.

그는 처음에는 몹시 당황해했지만 차츰 내 말을 이해하고 소박하게 다시 시작하겠다고 말했다. 우선은 당뇨와 고혈압부터 완치하라고 말해주었는데, 그는 그 가능성을 믿고 열심히 하겠다고 했다. 그는 타고난 사주와 체질로 볼 때 정신력이 강하며 의지와 열정을 지니고 있었다. 나는 그에게 체질에 따른 자연요법과 건강식품요법을 알려주었다. 그는 철저하게 그대로 실행했고, 마침내 당뇨를 완치시킨 뒤 본업인 유통업으로 돌아가서 재기에 성공했다. 그가 사업적으로 재기에 성공한 뒤 나를 찾아와서 말했다.

"그 당시 선생님을 만나지 않았더라면 제 인생이 어떻게 되었을까요? 아마도 아직까지 행운을 믿고 기다리고만 있었을 겁니다. 매일 술을 마시고 부자가 될 것이라는 백일몽을 꾸면서 세월을 헛되이 보냈겠죠. 그랬다면 당뇨병과 고혈압이 심해져서 지금쯤은 만성합병증으로 최악의 상태에 빠져 있었을 겁니다. 감사합니다.”

“오늘의 결과는 운명을 만들겠다는 의지와 열정의 덕분입니다. 그 상태에서 당뇨병과 고혈압을 완치한 의지가 대단하고, 그토록 빨리 재기에 성공하게 한 열정도 놀랍습니다.”

“큰 부자가 된다는 사주팔자가 거짓말이라는 것을 깨닫는 순간부터 정신이 바짝 들었습니다. 모든 것이 선생님 덕분입니다.”

나는 지금도 그를 만나면 행운은 기다리는 것이 아니라 직접 준비하고 찾아서 만드는 것이라는 대화를 나눈다. 행운은 그런 것이다.

사주를 알면
운세를 바꿀 수 있다

성격이 운명을 창조한다는 말이 있다.

성공하는 사람과 실패하는 사람의 성격을 비교해보면 극명한 차이가 난다. 성공하는 사람은 에너지가 넘치고 마음이 열려 있다. 반면에 실패하는 사람은 에너지가 약하고 마음이 닫혀 있다. 성격부터 다르기 때문에 운세 역시 다를 수밖에 없다. 많은 사람들이 기(氣) 혹은 기에너지를 알고 있지만 그것이 어디에 있는지는 모르는 경향이 있다. 과연 기에너지는 어디에 있는 것일까?

놀랍게도 기가 발생하고 머무르는 곳은 마음이다. 몸과 마음의 통합적 기전으로 보면 몸 전체이기도 하다. 그런데 마음이 닫혀 있으면 기가 발생하고 머무를 곳이 없다. 당연히 몸에서도 기가 빠져나가 무기력하고 허약해질 수밖에 없다. 기에너지의 흐름이 곧 운세이기 때문에 마음이 열린 사람이 성공할 수 있다. 성격이 밝고 긍정적이며 마음이 열린 사람은 우선 네트워크가 좋고 에너지가 넘쳐서 활동력이 좋다. 그러한 사람들은 자신의 운세를 만들 수 있고 경영한다.

나는 사주와 체질을 상담하면서 수많은 성공인과 실패자를 만난다. 그들과 대화를 나누다보면 운세가 어디에서 오는지를 금방 파악할 수 있다. 이미 운세가 좋은 사람은 기세(에너지의 강도)가 다르다. 자신감이 넘치고 여유가 있으며 밝고 활달하고 긍정적이다. 반면에 운세가 나쁜 사람은 기세가 약하고 어깨가 축 처져 있으며 자신감이 없다. 그렇게 될 수밖에 없다. 마음이 닫히고 몸의 에너지가 약해서 자신과 외부세계의 균형을 잡지 못하는 것이다. 그들은 대개 운세를 만들어 운명을 개척하려는 의지와 열정이 약하다.

운세와 운명의 차이점

운세 : 기에너지의 흐름을 의미한다. 운(運)은 천체의 궤도라는 뜻도 가지고 있으며 동시에 자연의 환경과 조건이다. 그래서 운세는 기에너지의 세력으로서 몸과 마음의 기에너지와 동일한 개념이다. 몸과 마음의 에너지를 강화하면 운세가 좋아진다.

운명 : 운(運)은 자연의 법칙이고 명(命)은 인체의 조건(체질)이다. 운과 명은 서로 결합되기도 하고 분리되기도 하며 상호작용을 한다. 그래서 명인 체질을 의지와 열정으로 변화시키면 운을 스스로 만들어갈 수 있다.

운세와 운명은 같은 말이 아니고 엄연히 구분된다.

운세는 기에너지의 흐름이나 세력으로서 인간이 얼마든지 스스로 만들어갈 수 있다. 운세를 만들기 위한 방법과 노력은 많다. 예를 들어 프로 스포츠 팀이 게임에 나가기 전에 하이파이브를 하거나 팀워크를 위한 구호를 외치는 것도 운세를 위한 의식이다. 또 운세를 강화하기 위해 체력을 단련하고 건강 경영을 하는 것도 이에 해당한다. 그리고 운명 역시 운과 명의 상호작용을 강화시키면 얼마든지 개선할 수 있다. 운의 자연법칙은 어쩔 수 없이 주어지지만 명인 체질을 개선하여 운명을 만들 수 있는 것이다. 그렇기 때문에 운세를 만들거나 운명을 개척하기 위해서는 반드시 몸과 마음의 사용설명서가 도움이 된다. 사주와 체질을 알면 명인 체질을 개선하여 운세의 기에너지 흐름을 변화시킬 수 있기 때문이다. 따라서 사주를 알면 운명을 개척할 수 있고 운세를 바꿀 수 있는 것이다.

제**4**장

몸과 마음이 만드는
건강과 성공의 법칙

. . .

당신의 인생은 외부의 상태나 환경에 의해 결정되는 것이 아니라
습관적으로 떠올리는 당신의 생각에 의해 결정된다.

— 노먼 빈센트 필

1 　운세와 건강의 상호작용력

"사주와 체질로 미래의 건강 예측을 할 수 있습니까?"

"당연히 가능합니다. 서양의 바이오리듬처럼 사주와 체질을 알면 체질리듬을 알 수 있습니다. 운세는 자연의 변화를 나타내기 때문에 그에 따라 명(命)인 체질과의 관계를 파악하면 예측이 가능합니다."

"어느 정도까지 예측이 가능합니까?"

"단기 예측은 체질리듬에 따른 병증이나 전조증상[1] 등을 통해 건강을 분석하면 적중률이 높습니다. 그러나 장기 예측은 수많은 변수가 있기 때문에 적중률이 떨어질 수 있습니다."

"예측의 방향성을 제시할 수 있습니까?"

"체질적 병증을 중심으로 방향성을 제시할 수 있습니다. 단, 데이터를 다양하게 제시하면 적중률을 높일 수 있습니다. 과거의 병력이

---

1) 병이 생기기 전에 나타나는 여러 증세. 예를 들어 한 종합병원의 조사 결과 뇌졸중 환자 4명 중 1명이 반신마비나 감각장애 등의 전조증상을 겪은 것으로 나타나는 것처럼 병이 발생하기 전의 조짐, 징후 등을 나타낸다.

나 병원의 진단서, 자각증세 등의 자료를 종합적으로 반영하면 미래 예측의 정확성이 높아집니다.”

“구체적으로 어떻게 알 수 있습니까?”

“사주와 체질을 알고 건강에 대한 데이터를 종합적으로 분석하면 알 수 있습니다. 심각한 병증은 타각증세로도 알 수 있습니다. 예를 들면 타인이 느끼는 것으로서 ‘안색이 좋지 않네요’ 등의 말을 들을 정도라면 전조증상이 곧 병이 될 확률이 높습니다.”

KBS의 전 국장이었고 자연의학 연구에 관심이 많은 K씨와 나눈 대화이다. 그는 건강의 미래 예측에 관심이 많았다. 그는 간과 심장이 약하고 소화기가 약한 태양인부체질에 소음인주체질이다. 그는 15년 전부터 요통과 부정맥, 컨디션 부조화 등의 체질적 병증이 있어 자주 만나온 지인이다. 그는 운세와 건강의 관계에 대해 이렇게 말했다.

“만약 미래의 건강 예측을 60% 이상만 할 수 있다면 대단한 가치가 있을 겁니다.”

나는 그 말이 옳다고 생각한다. 건강은 운세와 직접적인 관계가 있기 때문이다. 미래 예측을 통해 건강과 운세를 관리할 수 있다면 그보다 좋은 일은 없다. 운세와 건강은 상응관계로 최악의 운세라고 하더라도 체질에 따라 변수가 많다. 이 말은 곧 운세가 고정적인 것이 아니라는 뜻이다. 열정과 의지에 따라 얼마든지 운세를 만들고 경영할 수 있다는 의미이기도 하다.

그러나 대부분의 사람들은 운세가 나빠지면 부정과 절망으로 막

다른 길을 선택하기 쉽다.

한 번은 신체 장부를 팔려고 상담을 온 젊은이를 만난 적이 있다. 그는 외양상으로는 지극히 멀쩡했다. 하지만 의자에 쭈뼛거리고 앉아 있는 태도라든지 불안해하는 표정이 어딘지 이상했다. 나는 그의 사주와 체질을 보면서 무언가 이상하여 가만히 그를 지켜보았다. 그러자 그가 답답한 듯 말했다.

"선생님, 중요한 결정을 내리려고 왔습니다. 제 수명이 얼마나 오래갈지 궁금합니다."

그 말을 들으니 웃음이 나왔다. 고작 27세의 나이에 다짜고짜 수명부터 묻는 젊은이는 그가 처음이었기 때문이다. 그는 자신의 진지한 물음에 대해 내가 웃는 것을 보고 불만을 표시했다.

"선생님, 제겐 정말 중요한 문제입니다."

나는 자세를 바로잡고 말했다.

"지금 당신은 수명을 논하기 이전에 중대한 악운에 접어들어 있습니다. 운세가 최악의 고비이면 건강 또한 나쁜 상태라는 것을 의미합니다. 심장과 신장의 기능이 약화되어 잘못된 생각을 하기 쉬운 상태네요. 금전적으로 파탄이 따르고 건강의 중심이 무너져 있습니다. 지금 금전적인 문제 때문에 고민하다가 모종의 계획을 세워 실행하려고 하는 것 아닙니까?"

그는 흠칫 놀라며 말했다.

"선생님, 정말 그렇습니다. 말씀하신 것처럼 심각한 상황입니다. 죽고 싶은 심정입니다. 그러나 저만 바라보고 살아오신 부모님 생각을 하면 그럴 수도 없고 미치겠습니다.”

그는 장사를 해서 큰돈을 벌 욕심으로 남의 사채를 빌려 썼다가 쫄딱 망했다고 했다. 그래서 신장을 팔아 빚을 청산하려는 계획을 세우고 있다고 털어놓았다.

나는 깜짝 놀랐다. 신장이 나빠져서 오판을 하고 있다는 사실도 모르면서 오히려 아예 신장 하나를 팔겠다니, 그것은 일종의 만성형 자살행위라 볼 수 있었다.

나는 신중하게 말했다.

“당신은 상체의 열기가 많은 뜨거운 체온의 소양인부체질에 태음 인주체질입니다. 체질적으로 신장의 상태가 건강을 좌우하고 운세 에서 가장 중요합니다. 신장이 좋아지면 운세가 좋아지며 금전운도 풀립니다. 반면에 신장의 기능이 떨어지면 다급해지고 욕심만 앞서 최악의 무리수를 두어 실패를 초래합니다. 또한 수명에 치명적인 악 영향을 미칩니다.”

그는 언뜻 이해하기 어렵다는 표정을 지었다. 나는 그에게 현재 신장의 기능이 나쁘니까 병원에 가서 검사해보고 꼭 치료를 받으 라고 말했다. 그리고 그가 4세 때 폐렴이 걸린 것과 대학 진학에 실패한 원인, 군 면제를 받고 시작한 장사가 처음에는 괜찮은 편이 었지만 과욕으로 인해 실패하게 되기까지의 과정의 운세를 설명해 주었다.

그는 연신 고개를 끄떡이다가 물었다.

“아! 정말 모두가 맞는 말씀입니다. 그럼 저는 어떡해야 합니까?”

“위험한 사채는 동남방간의 귀인을 찾아서 돈을 빌려 대체하고, 어떻게든 일자리를 찾아서 한꺼번에 다 못 갚더라도 3년을 참고 기다리면 됩니다. 내 말을 명심하십시오.”

“에이, 3년씩이나 어떻게 견디며 살 수 있겠습니까? 그동안 연로하신 부모님은 어떻게 모시라고요? 제 한 몸 같으면 쉽습니다.”

그는 고개를 숙이고 기어드는 목소리로 말했다. 나는 애써 그를 설득했다.

“만약 신장을 하나 떼어내어 팔아버리면 다른 사람보다 원체 약한 부위라서 결국 죽게 됩니다. 빨리 안 죽는다고 해도 평생 좋은 운세가 따르지 않을 겁니다. 신체의 장부가 운세를 구성하고, 건강이 곧 운세의 흐름을 결정합니다. 그러니 때를 기다리는 것이 좋습니다.”

그가 무언가를 결심한 표정으로 말했다.

“정말 3년을 그렇게 기다리면 무슨 수가 생기겠습니까?”

“물론입니다. 3년만 즐거운 마음으로 고생하면 좋은 운세가 다시 찾아와서 재기할 수 있습니다. 원래 장사 소질이 있으니 틀림없이 앞으로 그 분야에서 크게 성공할 겁니다. 동대문상가에서 의류업으로 큰 성공을 할 수 있습니다.”

그는 내 말을 듣고 굳었던 표정이 밝아진 채 잘 알겠다면서 돌아갔다.

그리고 얼마 후 그가 선물꾸러미를 들고 다시 왔다. 표정이 조금 밝아진 것 같았다.

"선생님, 고맙습니다. 말씀대로 시험 삼아 병원에 갔더니 신장에 이상이 있다지 뭡니까? 신장을 팔아먹으려고 해도 못 팔아먹겠더라고요."

"심장은 튼튼하니 팔아도 될 겁니다."

그가 여전히 신체 판매 이야기를 하기에 나도 농담 삼아 말했다. 그러자 그는 손을 내저었다.

"아이쿠, 생각만 해도 끔찍합니다. 선생님 말씀대로 동남방간을 곰곰이 생각해보았더니 친구 형님이 하는 사업체가 떠오르더군요. 그래서 친구에게 전화를 걸어 제 사정을 설명했죠. 친구가 자기 형님에게 말하여 월급에서 이자를 떼는 조건으로 돈을 빌려준다기에 거기서 일하기로 했습니다. 친구 형님이 제게 '네가 여기서 열심히만 하면 몇 년 후 빌린 원금을 대폭 삭감해주겠다. 단 3년 이내에는 옮기면 안 된다' 라고 하더군요. 제가 원래 잘 옮기는 성격이 있지만 대신 일을 할 때에는 잘한다는 평가를 받습니다."

나는 축하와 함께 친구 형님을 친형님처럼 모시고 열심히 일해보라고 격려해주었다.

운세가 나쁘면 건강도 나빠진다는 것은 원리적으로도 자명하다. 흔히 운세가 나쁘다는 것은 자신이 우주에서 타고난 기운 중에서 제일 필요로 하는 기운이 막힌 것을 뜻한다.

이때의 기운은 기에너지로서 음양오행의 생체에너지를 뜻한다. 우리의 몸은 이 기운을 대체로 3가지 방법에 의해 체득한다.

생체에너지 체득 방법

❶ 천기(하늘의 기운)

천문학과 관계가 있고 대기 중의 기에너지가 인체에 흡입된다. 단전호흡, 기공, 명상, 요가, 등산, 종교 활동, 산행, 운동 등에 의해 체질에 영향을 주는 기초적 생체에너지로 체득된다.

주요 담당 장부 : 두뇌와 폐, 간장

❷ 지기(땅의 기운)

풍수지리와 관계가 있고 땅의 기운으로 땅에서 성장하고 살아나는 동식물의 기로서 인체에 흡입된다. 각종 음식, 식품, 약품, 한약, 양약, 주거지, 사업장, 활동무대, 자연요법을 포함하여 체질에 영향을 주는 실질적 생체에너지로 체득된다.

주요 담당 장부 : 비장과 췌장, 위장

❸ 인기(인간의 기운)

인간관계론으로 인간의 기와 기가 부대끼며 인체에 흡입된다. 가족, 친지, 친구, 동료, 선배, 이성, 부부, 멘토 등에 의해 체질에 영향을 주는 실제적인 생체에너지로 체득된다.

주요 담당 장부 : 두뇌와 심장, 신장

사주와 체질을 보면 실질적인 건강과 운세의 관계는 항상 일치한다. 이는 건강이 최악이 되면서 운세가 나빠진 경험을 한 분들은 공감할 것이다. 운기가 해마다 바뀔 때마다 건강과 운세의 흐름이 변화하는 것을 경험해본 분들도 많을 것이다.

운세는 대우주가 소우주인 인간에게 미치는 영향이고, 건강은 기에너지의 생체적 작용으로 나타난다. 따라서 운세는 체질과 건강에 따라 영향을 주고받는다. 운세가 최고의 상태라고 해도 건강 경영을 잘못하면 행운을 누릴 수 없다. 반면에 운세가 최악의 상태라고 해도 건강하여 에너지가 넘치면 좋은 운세로 전환이 가능하다.

나는 운세는 노력을 통해 변화되는 것임을 여러 차례 확인했다. 체질과 건강이 최상의 상태에 있도록 유지하려는 노력이 바로 운세를 만들고 경영하는 자세이다.

2 몸의 상태가 마음가짐을 결정한다

사주와 체질을 보면 몸의 상태가 곧 마음가짐이라는 것을 알 수 있다. 두뇌와 오장육부의 기능에 따라 달라지는 마음가짐을 보는 것이다.

체질의 변화는 곧 몸과 마음의 상태로 나타나기 때문에 마음가짐을 파악할 수 있다. 몸과 마음의 관계는 명확하게 상응관계를 지닌다. 예를 들어 늘 부정적이고 공격적인 성향을 가지고 있다면 체질적인 이상이 있다는 징후이다. 반대로 늘 밝고 긍정적이며 적극적인 성향을 가지고 있다면 체질적으로 건강하고 활기가 넘치는 상태이다. 몸과 마음은 통합체로서 상응작용을 한다. 몸으로 느끼거나 느끼지 못한다고 해도 그 모든 것은 마음가짐에 그대로 나타난다.

몸의 상태와 마음가짐을 비교하면 다음과 같다.

몸과 마음으로 느껴보는 오장육부의 허(虛, 허약)와 실(實, 건강)

❶ 간장(작은 나무, 목성)

건강 증세 : 의욕이 왕성하고 잠이 적으며 술이 잘 받고 경쾌하다. 근육이 팽팽하고 눈빛이 빛나며 활기가 넘친다. 계획이 많아서 항상 설계하고 무언가 새로운 방향을 모색하게 된다. 마음가짐으로는 의지력이 강하다.

허약 증세 : 늘 피로하고 긴장된 상태이며 잠이 모자라고 여기저기가 아프다. 눈물이 잘 나고 근육 경련이 일어나며 소화가 잘 안 되고 한숨을 자주 쉰다. 늘어지고 눈빛이 흐릿하다. 얼굴빛은 푸른빛이 돌며 피부는 닭살 같고 먼지를 끼었은 듯하다. 간장이 손상되면 말이 많아진다. 마음가짐으로는 의지력이 박약하고 무기력하다.

❷ 담(큰 나무, 목성)

건강 증세 : 행동력이 강하고 담력이 세며 여유롭고 무게가 있다. 목 자세가 바르고 절도 있다. 자신감이 강하여 추진력이 세며 앞장을 잘 서고 리드하려고 한다. 도전적이며 긍정적이다. 마음가짐으로는 매사에 담담하게 대처한다.

허약 증세 : 늘 피로해하며 행동력이 약하다. 겁이 많고 조급하며 불안정하다. 목이 뻣뻣하고 절도가 없다. 만만한 상대에게 폭력적이고 폭언과 욕설을 잘하며 심술궂다. 편두통이 있고 옆구리가 결리고 시력이 저하된다. 목이 쉬고 가래가 잘 생긴다. 마음가짐으로는 매사에 불안하고 초조하다.

❸ 심장(태양빛, 화성)

건강 증세 : 열성이 강하고 감성이 풍부하며 매사에 관심이 많고 정이 많다. 활달하고 정신력이 강하다. 마음가짐으로는 열정적이고 봉사정신이 강하다.

허약 증세 : 두려움이 많으며 열성이 없고 예민하며 가슴이 잘 뛰고 냉정하다. 조용하고 불안정하다. 심장의 기가 손상되면 트림이 잘 나온다. 마음가짐으로는 열정이 없고 이기적이다.

❹ 소장(태양열, 화성)

건강 증세 : 열심히 하고 도전적이며 열의가 많고 에너지가 넘친다. 잘 움직이고 잘 살피며 필요한 것은 잘 받아들인다. 마음가짐으로는 열의와 적극성이 강하다.

허약 증세 : 힘이 없고 소극적이며 권태를 잘 느끼고 나태하다. 어깨가 축 늘어지거나 기울어진다. 웅크리고 주변을 경계한다. 마음가짐으로는 소극적이고 방어적이다.

❺ 비장(부드러운 흙, 토성)

건강 증세 : 사리분별이 분명하고 중심이 확고하며 믿음직하고 타인에게 신뢰감을 준다. 치우치지 않고 안정감이 있다. 마음가짐으로는 중심이 강하며 신념이 확고하다.

허약 증세 : 잡념이 많고 변덕이 심하다. 비위가 약해 소화와 흡수력이 약하며 망설임이 많다. 치우침이 심하고 생각이 많다. 편식이 있고 입맛이 까다롭고 후각이 예민하다. 마음가짐으로는 믿음이 없고 중심이 약하다.

❻ 췌장(젖은 흙, 토성)

건강 증세 : 대사 기능이 활성화되어 에너지가 강하다. 대인관계가 좋으며 이해심과 포용심이 강하다. 밝고 활기차다. 마음가짐으로는 활동력이 좋다.

허약 증세 : 소화기가 좋지 않고 대사 기능이 저하되어 무기력하다. 대인관계가 좋지 않고 속이 좁고 허약하다. 마음가짐으로는 태만하며 기회주의적이다.

❼ 위장(대지의 흙, 토성)

건강 증세 : 소화력이 왕성하고 이해심이 많으며 배가 탄탄하다. 복부가 발달되고 무게가 있다. 마음가짐으로는 뱃심이 좋다.

허약 증세 : 소화 기능이 약하고 잘 체하며 속이 쓰려 얼굴을 자주 찡그린다. 복부비만이거나 살이 안 찌고 가볍다. 설사나 소화장애가 자주 있다. 마음가짐으로는 부정적이며 소극적이다.

❽ 폐(가공금속, 금성)

건강 증세 : 패기가 있고 판단이 빠르며 피부가 좋고 실리적이다. 코가 발달되고 예리하다. 사교성이 좋으며 밝고 부드럽다. 마음가짐으로는 결단력이 좋다.

허약 증세 : 패기가 없고 망설임이 많아서 결실을 잘못 맺고 흐지부지하다. 코가 엉성하고 기침이 많고 감기에 잘 걸린다. 우울증이 있다. 마음가짐으로는 결단력이 약하다.

❾ 대장(자연금속, 금성)

건강 증세 : 업무 처리를 잘하며 끊고 맺음이 확실하다. 피부가 윤

택하며 신중하고 성실하다. 뼈가 발달되고 눈동자가 희고 잘 깜빡이지 않는다. 마음가짐으로는 실행력이 강하다.

허약 증세 : 피부가 거칠며 업무 처리가 부실하고 주변을 잘 살펴 눈치가 빠르다. 뼈가 허약하고 변비가 심하거나 설사를 자주 한다. 마음가짐으로는 실행력이 약하다.

❿ 신장(민물, 수성)

건강 증세 : 생각이 깊고 현명하며 암기력이 좋고 냉철하고 이성적이다. 끈기가 강하고 눈동자가 검다. 마음가짐으로는 인내력이 강하다.

허약 증세 : 건망증이 심하고 불안한 듯이 서성이고 정적이다. 끈기가 없고 눈동자가 밤색이거나 회색이다. 남자는 정액 부족이고 여자는 분비물 부족이다. 밤늦게 음식을 먹으면 다음날 몸이 붓는다. 마음가짐으로는 인내심이 부족하다.

⓫ 방광(바닷물, 수성)

건강 증세 : 부지런하고 융통성 있고 저돌적인 면이 있으며 오줌을 잘 참는다. 유들유들하고 융통성이 좋다. 마음가짐으로는 합리적이다.

허약 증세 : 게으르며 움직이기 싫어하고 소극적이고 오줌을 못 참는다. 융통성이 부족하고 편견이 많다. 마음가짐으로는 불합리적이다.

⓬ 심포(지구 중심부의 열, 상화) : 무형의 장부이며 경락상으로 작용한다.

건강 증세 : 심보가 좋으며 인간성이 좋고 원만하다. 안정과 평화를 느끼고 부드럽다. 흥부는 심포가 발달된 캐릭터이다. 마음가짐으로는 마음을 잘 열고 온화하다.

허약 증세 : 심보가 나쁘며 인간성이 나쁘고 편협하다. 불안정하고 공격적이다. 놀부는 심포가 나쁜 캐릭터이다. 마음가짐으로는 마음이 닫혀 있고 괴팍하다.

❸ 삼초(지구 전체의 열, 상화) : 무형의 장부이며, 경락상으로 작용한다.

건강 증세 : 기의 순환이 빨라 순발력 있고 눈치가 빠르며 적응성이 좋다. 표정이 풍부하고 생명력이 강하고 신진대사가 원활하다. 마음가짐으로는 일관성이 있고 화통하다.

허약 증세 : 얼굴 표정이 자연스럽지 않고 불안하며 초조하다. 수다스럽고 예민하고 신경성 두통이 있다. 소화불량이고 신진대사가 원활하지 못하다. 신경성 질환에 잘 걸리고 망설임과 갈등이 많이 따른다. 마음가짐으로는 일관성이 없고 허약하다.

이상과 같이 장부와 마음가짐의 관계를 찾아보면 된다.

자가진단은 의외로 어렵지 않다. 대부분의 사람들은 몸과 마음의 상태를 스스로 안다.

"나는 심장이 약해."

"나는 콩팥이 약한가봐."

주변에서 이런 말을 한 번쯤 듣지 않은 사람은 없을 것이다. 스스로도 자기 몸의 장부 중 나쁜 부위는 알아차리기 쉽다. 과거의 병력이나 병원의 검진 등 데이터를 통해서도 파악이 된다. 특히 위장 상태는 병원에 가볼 필요 없이 자기가 잘 안다.

스스로 느낄 정도라면 대부분 선천적인 병증일 확률이 높다. 후천적으로 어느 장부가 나빠질 수도 있지만 우선적으로 사주와 체질의 병리가 중요하다. 큰 변수가 없는 한 체질적인 장부의 기능이 그대로 나타나기 때문이다. 그래서 체질적인 장부의 기능이 약한 부위를 알면 건강을 되찾기 쉽다. 천기나 지기로 혹은 인기로 얼마든지 보강될 수 있다.

어느 한의사는 이런 말을 했다.

"선생님, 병증을 찾기가 어렵지 병증만 찾으면 병을 고치기는 쉽습니다."

그 말을 부정하고 싶은 사람도 있을 것이다. 하지만 맞는 말이다. 병증을 찾기가 어려울 뿐 제대로 병증을 알면 자연치유는 오히려 쉽다.

지금 시대는 병증이 복합적으로 나타나기 때문에 병명이 없는 증세도 많다. 병원의 첨단 의료기기들이 대개 검사나 진단을 위한 것이다. 레이저와 엑스레이, 초음파 심장계측기 등등 의료기기의 대부분은 병증 발견용이다.

몇 년 전, 이런 이야기를 들었다. 모 의과대학 교수님이 퇴직을 했는데 가끔씩 배가 아파서 제자에게 진단을 받으러 갔다고 한다. 그것도 가장 친애하는 제자를 찾아간 것이다. 제자는 성심성의껏 엑스레이에 내시경에 초음파까지 동원하여 검사를 하고 난 뒤 말했다.

"선생님, 별 이상은 아니고 위산과다입니다. 술과 담배를 자제해 주십시오."

그 교수는 고개를 끄덕이고 안심하여 집으로 돌아갔다.

그런데 집에 돌아오고 난 뒤 오히려 아픈 증세가 심해졌다. 그래서 다른 큰 병원에 가서 알아낸 병증이 위암이었다. 전직 교수는 망연자실하였다. 처음 제자한테서 진단을 받았을 때 알았다면 치료가 가능하였기 때문이었다. 뒤늦게 후회해보아야 별 수 없는 일이었고 스스로 제자를 찾아갔으니 감수할 수밖에 없는 일이었다.

이것은 실제로 있었던 일이다. 지금도 종합검진을 받고도 암을 발견하지 못하는 경우가 많다. 병증이 안 나와서 큰 병원을 순례하는 것도 마찬가지이다. 때로는 병증이 나와도 오진일 수 있다고 의심하여 다른 병원들을 찾아 헤매기도 한다.

그만큼 병증을 찾기 위한 체질 분석이 중요하다. 병증은 모두 체질에서 나온다. 체질을 알고 두뇌와 오장육부의 기능적 편차를 알면 자연치유나 체질 개선이 용이해진다. 어느 한 가지 장부 혹은 두세 군데 장부가 나쁘면 습관, 음식, 식품 등에 의해 집중적으로 기운을 강화하면 되는 것이다.

3 체질과 건강에 따른
지능지수 VS 감성지수

인간의 능력을 지능과 연관시켜 생각하는 사람들이 많다.

누구는 머리가 좋아서 성공했고, 누구는 머리가 나빠서 실패했다는 등의 말을 한다. 또한 우등생과 열등생이 지능지수에 따라 결정되는 것으로 여기기도 한다.

실제로 그럴까? 반드시 그렇지는 않다. 흔히 하는 얘기로 학교 우등생이 사회 열등생이라는 말도 있지 않는가? 사주와 체질에 따른 두뇌와 오장육부로 보면 지능지수는 생체적 기능일 뿐이다. 두뇌의 기능 역시 에너지의 상태이다. 감성지수도 마찬가지로 생체적 기능이다. 교육학적 관점에서 설문지를 통해 파악하는 지능지수나 감성지수는 정신활동에 대한 통계적 기준에 불과하다.

그러면 동양식의 지능과 감성은 어떨까?

체질과 건강에 따른 지능지수와 감성지수는 두뇌에너지의 결과이다. 체질적으로 보면 두뇌와 오장육부의 정신적 활동인 것이다.

체질에 따른 지능지수와 감성지수의 차이점

지능지수 : 이성적인 사고를 요하는 작용을 한다.

좌뇌를 중심으로 하며 신장의 기능이 주축이다. 두뇌의 생체 활동이 활발하고 오장육부의 기능이 좋으면 지능은 자연히 높아진다. 지능지수는 음기에너지이다. 강한 음기에너지로 양기에너지와 밸런스를 이루면 지능지수가 발달한다. 지능지수가 높은 사람은 체질적으로 건강하며 에너지의 수준이 높다.

감성지수 : 감성적인 정서를 요하는 작용을 한다.

우뇌를 중심으로 하며 심장의 기능이 주축이다. 두뇌의 생체 활동이 활발하고 오장육부의 기능이 좋으면 감성은 자연히 높아진다. 감성지수는 양기에너지이다. 강한 양기에너지로 음기에너지와 밸런스를 이루면 감성지수가 발달한다. 감성지수가 높은 사람은 체질적으로 건강하며 에너지의 수준이 높다.

체질적으로 보면 두뇌의 기능은 좌뇌와 우뇌를 중심으로 오장육부의 기능과 관련성이 깊다. 그래서 지능지수와 감성지수를 올리거나 내릴 수 있다. 타고난 두뇌의 기능이 고정되는 것이 아니라는 뜻이다. 두뇌의 기능 역시 건강과 마찬가지로 변화될 수 있다.

그런데 아직까지 수많은 학부모들이 지능만을 중요시하는 것을 본다.

"선생님, 우리 애는 머리는 좋은 반면 노력을 안 해요. 어떻게 하면 좋습니까?”

또 어떤 이는 이렇게 말한다.

“우리 애가 중학교 때까지는 전교 1, 2등을 다퉜어요. 머리가 뛰어난 편이었죠. 그런데 고등학교에 가서는 성적이 영 형편없어요. 왜 그럴까요?”

학업 성적은 상황과 조건에 따라 변화하는 것이 당연하다. 나는 그간 수많은 사례들을 임상학적으로 분석해보았다. 그 결과, 지능이나 감성이 체질과 건강에 직결되어 있다는 사실을 확인했다. 총명한 두뇌를 지녔다고 하더라도 운세의 영향으로 변할 수 있는 것이다.

초등학교 때의 천재가 중학교 때에는 평범하게 되는 예를 주변에서 본 적이 있을 것이다. 반면에 중학교 때까지 꼴찌를 전전하다가 고등학교 때 1, 2등을 다투는 경우도 간혹 들어보았을 것이다. 왜 그럴까? 만약 인간의 두뇌가 선천적으로 타고나는 것이라면 절대로 그럴 수 없다. 그 이유는 체질과 건강의 원리를 통해 쉽게 이해할 수 있다.

나는 한방역학 강의 때나 건강 상담에서 ‘총명탕’ 에 대해 질문을 받는 경우가 많다.

“선생님, 총명탕을 복용하면 정말 머리가 좋아집니까?”

“당연합니다. 총명탕은 왕자들의 천재교육을 위해 특별히 만들어지기 시작했습니다. 졸저 《조선왕실의 천재교육》을 쓰면서 왕실에서 총명탕을 연구하였다는 것을 발견했습니다. 지능 변화는 학교 다닐 때 성적이 오르락내리락한 경험과 같은 것을 의미합니다. 왕자들은 천재교육을 받으면서 필수적으로 총명탕을 복용했습니다."

"왕자들이 총명탕을 섭취하여 머리가 진짜로 좋아졌습니까?"

"왕자들은 특수한 교육을 받기도 했지만 총명탕의 영향을 무시할 수 없습니다. 조선 왕실의 왕자들을 기준으로 살펴보면 놀라운 통계 수치가 나옵니다. 조선의 27분 왕들 중 천재교육을 제대로 받은 왕자는 13명인데 그중의 4명에 해당하는 세종, 성종, 영조, 정조는 천재입니다. 아무리 왕자들이라고 하지만 약 33%가 천재라는 것은 대단한 일입니다. 교육이 가장 큰 영향을 끼쳤겠지만 총명탕의 영향도 무시할 수 없겠지요."

그렇게 말하면 대부분 수긍한다. 졸저 《조선왕실의 천재교육》과 《왕실의 궁중건강비법》을 집필하면서 면밀하게 분석한 결과가 그러했다. 조선 왕실의 왕자들 중 정식 교육을 받은 왕자는 19명이지만 단명했던 단종과 예종, 경종 그리고 반정으로 등극한 세조, 중종, 인조를 빼면 13명이다. 적통으로 교육을 받은 왕자들은 천재교육과 함께 '총명탕'을 복용했다.

지능지수가 변화했다는 예는 주변에서 흔하게 볼 수 있다.

"저는 어릴 땐 신동 소리를 들었습니다."

"중학교 때까지 공부를 잘했습니다. 그런데 고등학교 때부터 갑자기 공부가 안 되었습니다."

그러한 변화가 일어나는 이유는 체질의 상태나 조건에 따라 두뇌의 기능이 변하기 때문이다.

두뇌의 기능 변화는 체질과 운세에 따라 결정된다. 운세(運勢) 즉

운(運)은 변화하는 환경과 조건이며, 명(命)은 부모의 유전자와 태어날 때 형성된 그 사람의 체질이다. 두뇌의 기능에 해당하는 지능과 감성의 지수는 이 두 개의 개념에 따라 달라진다.

나는 감성지수와 지능지수에 대해 이렇게 말한다.

"서울대 법대 장학생이 사법고시에 떨어지고 3류 공고 출신이 사법고시에 합격하기도 합니다. 실제로 있었던 일들입니다. 체질적으로 보면 건강의 상태와 조건에 따라 감성지수와 지능지수 역시 변수가 있다는 뜻입니다."

따라서 감성지수와 지능지수 역시 체질과 건강에 따른 두뇌에너지의 강화로 얼마든지 향상시킬 수 있다. 인간은 교육에 의해 경험과 지식을 쌓으면서 체질과 건강의 에너지 수준을 높여 얼마든지 감성지수와 지능지수를 끌어올릴 수 있다.

감성지수와 지능지수를 어떻게 끌어올릴 수 있을까?

사주와 체질을 알면 감성지수와 지능지수를 끌어올리는 방법을 찾을 수 있다.

나는 한방역학 강의를 할 때 이렇게 말했다.

"유명한 정치인이었고 한때 사법고시와 행정고시, 공인회계사까지 패스한 사람의 사주와 체질을 살펴봅시다. 그는 1939년 2월 30일 오시 생입니다. 사주는 기묘년(己卯年), 무진월(戊辰月), 병술일(丙戌日), 갑오시(甲午時)로 태음인부체질에 소양인주체질입니다. 체질적으로 보면 심장과 비장과 간장이 발달되어 있고, 두뇌의 에너지가 강하여 감성지수와 지능지수가 높습니다. 언어 영역이 발달하여 말을 잘하고 대외적 활동력이 좋습니다. 문제가 있다면 신장 기능이 약하여 현실적 계산 능력이 없고 주관이 지나치게 강합니다.”

물론 이에 대해 이의를 제기할 수도 있다.

“심장과 간장과 비장이 잘 발달되면 다 말을 잘하고 두뇌가 좋습니까?”

그에 대한 나의 대답은 이렇다.

“간장과 심장과 위장은 두뇌의 에너지를 높일 수 있는 장부입니다. 또 그 장부들은 의지와 열정, 활동력을 나타냅니다. 그렇기 때문에 체질적으로 두뇌의 에너지가 강하며 감성지수와 지능지수가 높아지고 창조적인 능력이 발달합니다.”

실제로 사주나 체질을 보면 두뇌의 에너지와 기능을 알 수 있다. 단, 선천적으로 타고난 조건에 관해서만 추정할 수 있다. 그렇기 때문에 만약 두뇌를 총명하게 타고났다고 해도 후천적인 환경과 조건인 운이 나쁘면 감성지수와 지능지수가 떨어질 수 있다. 반면에 두뇌가 총명하지 않다고 할지라도 후천적인 환경과 조건인 운을 좋게 만들면 감성지수와 지능지수를 올릴 수도 있다.

감성지수와 지능지수의 변화가 가능하다고 말하면 대개 이렇게 질문한다.

“그럼 총명탕은 어떻게 처방을 해야 합니까?”

“총명탕은 체질의 조화와 균형을 잡아주며 두뇌의 에너지를 활성화시켜주는 것을 의미합니다. 그러자면 두뇌의 에너지를 높여줄 심장과 간장, 비장의 기능을 강화하는 것이 주가 되어야 합니다. 구체적으로는 체질에 따라 두뇌와 오장육부의 균형을 잡아주는 것이 필요합니다. 총명탕은 두뇌의 기능을 최고의 상태로 높여야 하기 때문입니다. 그래서 총명탕은 곧 최적의 체질 개선을 의미하기도 하며, 자연요법으로 미네랄과 비타민, 효소의 에너지 섭취를 강화하는 것이 포함되어야 합니다.”

실제로 ‘총명탕’이 평범한 둔재를 천재적으로 변화시킨 사례는 많다. 서양식의 감성지수나 지능지수가 아닌, 체질적 관점은 변화가 가능한 영역이기 때문이다.

구체적으로 어떻게 하면 감성지수와 지능지수를 끌어올릴 수 있을까?

감성지수와 지능지수를 끌어올리는 방법

감성지수 : 우뇌의 영역으로 양기에너지를 강화하면 자연히 높아진다.

감성지수를 높이려면 양기에너지를 주관하는 심장과 간장, 비장을 강화하여야 한다. 단, 체질적으로 신장과 폐, 췌장의 에너지 역시 균형이 잡혀야 감성지수가 높아진다.

지능지수 : 좌뇌의 영역으로 음기에너지를 강화하면 자연히 높아진다.

지능지수를 높이려면 음기에너지를 주관하는 신장과 폐, 췌장을 강화하여야 한다. 단, 체질적으로 심장과 간장, 비장의 에너지 역시 균형이 잡혀야 지능지수가 높아진다.

구체적으로 감성지수와 지능지수를 끌어올리려면 사주와 체질을 알고 에너지의 수준을 높이는 것이 가장 효과적이다. 에너지 수준은 체질적으로 최적의 건강 상태가 되는 것을 의미한다. 일단 체질적 병증이 없어야 하며, 에너지가 넘치도록 하는 두뇌의 영양요법을 실행하는 것이 좋다. 두뇌의 영양요법으로는 조선 왕실의 '총명탕'의 원리에 따라 미네랄을 최대한 높일 수 있는 가물치, 잉어, 붕어, 장어 등을 체질에 맞게 섭취하는 것이 최고로 효과적이다.

두뇌의 영양요법은 충분한 미네랄과 효소, 비타민을 필요로 한다. 단, 화학적으로 추출된 미네랄은 효과가 떨어진다. 두뇌의 신경전달물질은 알려지지 않은 것까지를 포함하면 수십 가지 종류가 있다. 그런데 몇 가지 추출된 미네랄로는 턱없이 부족하기 때문이다.

따라서 종합적으로 미네랄 함유가 된 민물고기가 효과적이다. 나는 두뇌의 영양요법에 관한 식품 연구를 오랫동안 진행해왔고 효과를 검증했다. 그 효과는 놀랍다. 제대로 된 두뇌의 영양요법을 실행하면 학습 효과가 높아지거나 두뇌의 기능이 향상되는 것을 뚜렷이 느낄 수 있다. 참고로 두뇌의 영양요법에 관한 자세한 내용은 www.28chejil.com이나 네이버의 당뇨혁명캠프 블로그에서 찾아보면 도움이 될 것이다.

4 성격은 몸과 마음의 상태를 반영한다

서양의학에서는 오장육부를 하나의 장부로만 본다. 해부학과 병리학이 발달되었으나 인체를 물질로만 여기는 관점이다.

반면에 한의학은 오장육부에 감정이 내재되어 있는 것으로 본다. 서양의학에서는 인간의 사유를 뇌에서 시작되고 끝나는 것으로 보지만 한의학은 그렇지 않다. 한의학은 오장육부의 기능에 따른 감정의 상태를 명확히 구분한다. 동양철학의 주류가 거의 성정론으로 치우친 것은 이와 무관하지 않다.

공자의 인(仁)이나 맹자의 인의(仁義)도 따지고보면 음양오행학적으로 해명될 수 있다. 말하자면 음양오행의 원리가 바탕에 깔려 있다는 뜻이다. 인간의 정신으로서 인의예지신에는 오행상의 원리와 오장육부의 기능이 담겨 있다.

오장육부는 이렇듯 인간의 성정과 깊은 관련이 있다. 바꾸어 말하면 인간의 성정으로 오장육부의 상태를 알 수 있다는 뜻이기도 하다.

예로부터 '육신이 병들면 정신이 병든다' 라고 했다. 서양의 정신의학이나 심리학보다 본질적으로 더 깊은 이치가 이 말 속에 담겨 있다. 이 말은 몸과 마음이 하나의 작용력을 가진다는 뜻이다. 죽을 병이 들면 천성이 바뀐다는 말도 있다. 오장육부가 성정에 미치는 지대한 영향을 이르는 말이다.

정신이나 심리가 체질에서 나타난다고 하면 부정할 사람이 많을 것이다. 그러나 사주와 체질적으로 볼 때는 분명히 그렇다. 한 사람의 성격이 치우친 것이 심하면 그 자체가 병증이라고 할 수 있다.

정신병원이나 감옥에 갇힌 사람들을 기준으로 보면 더욱 명백히 알 수 있다. 정신병자든 죄수든 성격이 정상이 아니라는 점에서는 동일하다. 또 한결같이 성격을 제대로 다스리지 못하고 치우쳐 있다는 점에서도 동일하다. 다른 점이 있다면 병증이 겉으로 나타나는 정도의 차이이다. 실제로 정신병자나 범죄자를 보면 감정의 과잉이거나 부족이라는 특성이 나타나며 체질적으로도 문제가 있는 상태이다.

체질과 정신적 문제에 관한 사례를 소개하겠다.

어느 날, 이원장에게서 전화가 걸려왔다.

"선생님, 이 사주를 한 번 봐주십시오. 여자이고 사주는 신묘년(辛卯年), 병신월(丙申月), 정묘일(丁卯日), 기유시(己酉時)입니다."

찬찬히 분석해본 결과 무언가 이상한 점이 있었다.

"이 여자는 간장의 이상이 심해서 정신적으로 이상이 생기는 체질입니다. 신경이 예민한 데다 간장의 기능이 약합니다. 1997년도 그러니까 올해 8월쯤이면 오장육부의 기능 중 간장의 균형이 깨어져 문제가 발생할 소지가 있습니다. 지금이 7월이니까 증상이 심하게 나타날 시점입니다."

이원장이 재빠르게 대답했다.

"맞습니다. 안절부절못하고 헛소리를 쉴 새 없이 하는 바람에 가족이 함께 왔습니다. 정신과로 보내야 할 정신병이 아닐까요?"

나는 신중하게 말했다.

"신장의 기능이 약화되어 교감신경이 항진된 상태로 불안과 초조, 일시적 환각 증세 등이 일어나는 상태일 것입니다. 신장과 간장의 기능을 보강하면 정상화될 것입니다. 자칫 정신병원에 간다든지 무당을 찾아가서 신굿 같은 것을 하면 큰일 난다고 말해주는 것이 좋을 듯싶습니다."

이원장은 알겠다며 전화를 끊었다.

그 후, 환자의 상태가 어떻게 되었는지 물어보았다.

"아, 그 환자요? 선생님 말씀대로 했더니 한 보름쯤 지나 다시 정상으로 돌아왔습니다. 체질의 상태에 따라 마음이나 정신이 나타나는 것을 실감했습니다."

그러한 현상과 결과는 나도 늘 실감한다. 다른 사람의 예를 들 것도 없이 스스로의 몸과 마음의 상태를 느끼면 잘 알 수 있다. 몸의 상태가 좋지 않을 때 신경이 날카로워지거나 정서적으로 몹시 가라앉는 것을 느껴보지 못한 사람은 없을 것이다. 체질적인 상태는 즉각적으로 마음에 나타난다. 이는 성격 자체가 몸과 마음의 상태를 반영하기 때문에 당연한 현상이다.

인간의 감성과 이성을 통틀어 성정(性情)이라고 한다. 그중에서 일반인이 알기 쉬운 감정 중의 성격만을 가지고 알 수 있는 자각증세에 대해 알아보자. 한 사람의 치우친 성격의 상태가 오장육부의 허실을 진단하는 자료가 되는 것이다.

스스로 진단할 수 있는 성격과 오장육부의 관계

❶ 간장

정상 : 부드럽고 다정하며 학문적이고 시적이다. 교육하고 양육하는 성향과 남을 도와주는 어진 바탕이 있다. 인자하고 의욕이 강하고 설계를 잘한다.

비정상 : 신경질적이고 결벽증이 있고 겁이 많고 소극적이다. 책이나 교육에는 관심이 멀어지고 자신만을 생각하게 된다. 자주 비꼬아서 말하고 까다롭다.

❷ 담

정상 : 당당하고 힘차며 일처리를 잘하고 활기차다. 행동력이 좋고 남보다 앞서 가기를 좋아하며 리더십이 있다. 기질이 좀 세다.

비정상 : 자주 격노하며 남의 약을 잘 올리고 폭력적이고 폭언과 욕설을 한다. 의욕이 급감하고 소극적이 된다.

❸ 심장

정상 : 열성이 강하고 화려하며 예의를 중시한다. 환상을 꿈꾸며

상상력이 풍부하다. 관심이 많아 탐구심이 왕성하며 돌격적이다. 일을 추진함에 있어 용감하다.

비정상 : 예민하여 깜짝깜짝 잘 놀라며 조그마한 일에도 근심하고 경계심이 강하다. 가슴이 잘 두근거리고 감정의 변화가 많아진다. 자주 불안감을 느낀다. 부끄러움이 많다.

❹ 소장

정상 : 뜨거운 정열의 발산과 함께 새로운 일에 도전의식이 강하고 변신 또한 능하다. 망설임 없이 화끈한 성격에 열정적이다. 결과를 빨리 보고 싶어한다.

비정상 : 폭발적이고 공격적이 되며 버릇이 없어지고 자기 주관대로 판단하고 행동하려 든다. 성질이 급해져서 계획을 자주 변경시킨다.

❺ 비장

정상 : 정확하고 철저하게 생각하며 여러 가지를 결합하고 종합적으로 처리하기를 잘한다. 비위가 강해 부끄러움이 없다. 신용이 좋으며 너그럽다.

비정상 : 호언장담을 하고 생각이 너무 많아진다. 자주 거짓말을 하고 얼렁뚱땅 넘어가려 한다. 말을 하다 되묻는 일이 잦으며 자주 반복한다. 망상에 빠지기 쉽고 게을러진다. 변덕이 심하다.

❻ 위장

정상 : 기본적으로 호인이며 신망이 강하고 남의 의견이나 사상을 잘 이해한다. 믿음이 강해 종교성이 있으며 포용성이 강하다. 무슨

일이 있어도 중심을 잡고 잘 받아들이며 푸근하다.

비정상 : 의심이 많아지며 의처증이나 남을 의심하는 성향이 깔려 있어 깐깐한 일면을 지닌다. 게으르고 움직이는 것을 피곤하게 여긴다. 신용이 없으며 믿음도 약하고 질서가 없다.

❼ 폐

정상 : 냉정하고 판단을 잘 내리며 적당한 긴장감과 의리를 중시하는 성향이 강하다. 준법정신이 강하며 위엄이 있다. 다스리고 지배하는 능력과 승부욕이 강하다.

비정상 : 슬픔을 잘 느끼고 눈물을 잘 흘리며 자주 비관하고 자칫 염세주의자가 되기도 한다. 징징 우는 소리를 자주 하며 의리가 없다. 조심성이 지나치며 남 앞에 잘 나서지 않는다.

❽ 대장

정상 : 실리적이고 냉정하게 판단하여 손해를 보는 일은 하지 않으며 정확하다. 승부욕이 강하고 의리도 강하나 한번 돌아서면 무섭게 변한다. 수렴하기를 좋아한다. 예감이 발달한다.

비정상 : 비관적인 성향이 강하고 결실이 분명하지 않으며 매사에 흐지부지하기 쉽다. 동정심이 지나치게 많아지며 중심이 약하다. 무게가 약하고 잘 흔들린다.

❾ 신장

정상 : 기억력이 뛰어나고 생각이 깊고 주도면밀하다. 지혜가 많고 분석적이고 수학적이고 과학적이다. 융통성이 있고 눈치가 빠르다. 관찰력이 있고 끈기가 있다.

비정상 : 산만하고 안정감이 없으며 감추기를 잘하고 뒤에서 지켜
보는 성향이 있다. 무서움이 많고 생각이 깊지 않다. 금세 지치고 관
심이 바뀐다. 부정이 심하고 비관적이다.

❿ 방광

정상 : 잘 참고 견디며 비밀을 잘 지진다. 유들유들하고 재치 있게
잘 넘어간다. 부드럽고 편안한 분위기를 잘 이끌고 뒤에서 보조하고
뒤처리를 잘한다. 오래 참고 기다리며 생각을 깊이 한다.

비정상 : 조바심이 많고 공포심을 잘 느끼며 조용하고 이것저것 따
져서 부정적으로 생각한다. 잘 반대하고 뒤에 처져서 지켜보려고 한
다. 안전하게 이익만 챙기려고 한다.

⓫ 삼초

정상 : 적응력이 뛰어나며 능수능란하고 못하는 것이 없다. 순발력
이 발달되어 있다. 민감하게 반응하고 예민한 감각이 있다. 상대에
대한 판단력이 뛰어나고 전체적이 조화와 조절을 잘한다.

비정상 : 불안해하고 초조감을 잘 느끼며 우울해하고 감정을 조절
하지 못한다. 부끄러움이 많고 수줍어하여 적응력이 떨어진다. 신경
이 예민하고 감정이 한곳에 쏠려 환상에 잘 빠진다.

이상과 같이 감정과 건강의 상태를 보면 그 상관성을 알 수 있다.

성격은 고정된 것이 아니다. 성격은 얼마든지 개조가 가능하다.
체질과 건강의 상태가 좋다면 밝고 활달하며 재미있고 즐겁게 행복
한 삶을 살 수 있다. 어둡고 과묵하며 부정적이고 소극적인 사람은

체질적으로 어딘가 이상이 있는 상태이다. 그럴 경우 체질 개선을 하면서 영양요법으로 에너지의 수준을 높이면 성격이 밝고 활달하며 긍정적이고 적극적으로 변화한다.

나의 성격 변화를 예로 들 수 있다. 과거에 상기증과 만성체증, 우울증을 겪었던 시기에 나는 폐쇄적인 성격에 말이 없고 세상의 모든 고뇌를 홀로 짊어진 듯한 분위기를 풍겼다. 그러나 체질을 개선하면서 스스로 개발한 건강식품을 섭취한 결과 성격이 180도가 아니라 360도로 바뀌었다. 에너지가 넘치게 되자 성격이 밝아지고 열정적이 되며 늘 밝고 행복한 마음으로 즐겁게 살아간다.

철학자 키르케고르는 절망이 죽음에 이르는 병이라고 했다. 실제로 그렇다. 몸과 마음은 통합체이기 때문에 생각이 성격에 영향을 미치며, 심지어 오장육부의 기능에까지 변화를 준다. 따라서 밝고 활달하며 긍정적인 언어로 생각하는 습관을 지니는 것이 좋다.

희망과 긍정, 밝음, 기쁨, 즐거움, 행복, 품위, 기품, 존경, 사랑, 칭찬, 감사, 감동, 감격, 응원, 박수, 건강, 활기, 근면, 성실, 인사, 노력, 열정, 의지, 인내력, 환희 등의 단어들로 마음을 가득 채워보시라. 성격이 밝아지면서 기쁨과 희망이 샘솟는 몸과 마음이 될 수 있을 것이다.

5 깨어 있는 의식이 운명을 만든다

"지금이 최악의 상황입니다."

건설업을 하다가 부도를 맞고 최악의 상황에 있는 S사장에게 내가 한 말이다. 그는 당장의 재기를 바라고 있었지만 사주와 체질의 상태와 조건을 보아서는 쉽지 않은 시기였다. 나는 그에게 운세와 운명에 대해 자세히 설명해주었다.

"운세는 에너지의 수준을 뜻합니다. 반면에 운명은 운세의 에너지를 통해 자신이 만들어가는 삶의 과정 혹은 결과를 의미합니다. 그런데 운명의 운(運)은 운전할 운으로서 자신의 몸과 마음으로 만들어갈 수 있습니다. 명(命)은 체질로서 몸과 마음을 개선하면 운의 운전이 잘 될 수 있도록 할 수 있습니다. 그러니까 의식이 깨어 있으면 운명을 개척할 수 있다는 뜻입니다."

그가 가만히 듣고 있다가 말했다.

"깨어 있는 의식이 무슨 뜻입니까?"

"깨어 있는 의식은 강한 열정과 의지로 충만한 상태를 유지하는 것입니다. 지금 당장 힘든 상황이라고 해도 극복할 수 있다는 의식을 지니고 그렇게 믿는 것을 뜻합니다."

그는 한참 동안 생각하다가 말했다.

"그럼 누구나 깨어 있는 의식이면 운명을 개척할 수 있다는 말씀입니까?"

"당연합니다. 누구나 의식이 깨어 있으면 희망과 긍정, 의지와 열정을 가지고 운명을 만들고 경영할 수 있습니다. 단, 의식이 깨어 있는 상태가 되려면 체질을 개선하고 체계적인 교육과 훈련을 해야 합니다. 그렇게 해서 몸과 마음을 강화하고 내면의 힘을 극대화하여 꿈과 비전을 현실화해야 합니다. 운명을 만든다는 것은 상황과 조건을 지배한다는 뜻입니다."

그는 고개를 끄덕였다. 나는 덧붙여 말했다.

"당신의 사주와 체질로 보면 지금의 악운을 꼭 나쁜 시기로 볼 이유는 없습니다. 준비와 단련을 해야 하는 기간으로 받아들이십시오. 절대적인 악운은 없습니다. 악운은 겨울과 봄처럼 준비를 하는 기간이고, 길운은 여름과 가을처럼 꽃을 피우고 열매를 수확하는 기간입니다. 당신의 사주와 체질로 볼 때 지금은 아직 준비가 되어 있지 않기 때문에 조금 더 기다려야 한다고 말씀드린 것입니다."

나는 그에게 자세한 운세의 흐름을 설명하고 중요한 상황들에 대해 일일이 말해주었다. 그는 진지하게 경청한 후에 돌아갔다.

다음해에 그가 다시 찾아와서 말했다.

"선생님의 말씀대로 혹독한 겨울을 잘 견디고 있습니다. 작년에 말씀해주신 그대로 되어가고 있습니다. 기억하실지 모르지만 예측하신 대로 제가 감방에 갔습니다. 그 안에서 생각해보니 모든 것이 이해가 되었습니다. 한 가지 이해가 안 된 부분은 선생님이 말씀하신 내용이 95% 정확했던 것이지요. 어떻게 그토록 정확하게 예측할 수 있었는지 궁금합니다."

나는 웃으면서 말했다.

"95%는 정확한 것이 아닙니다. 5%의 오차를 냈다는 것은 저의 예측력의 문제가 아닙니다. 작년에 찾아오셨을 때 조금 더 깨어 있는 의식으로 받아들이고 생각과 행동을 했더라면 아마도 최소한 20% 이상 오차가 났을 것입니다."

"정말 그렇습니까? 조금 더 깊이 생각하고 치열하게 행동하지 않았다는 사실을 깨달았습니다."

나는 그에게 운을 만들고 경영하는 방법과 운명 개척을 하는 구체적인 방법을 일러주었다. 그리고 1년 후에는 재기하고 그 다음부터 5년간 최고 전성기가 올 것이라고 예측해주었다. 지역구 사업이 아닌 전국구 사업으로 우리나라 최고 기업의 대열에 오를 것이라고 말했다. 그의 의식이 깨어 있고 에너지의 수준이 높았기 때문에 당연하게 예측할 수 있었다.

다음해에 그가 나를 찾아왔을 때는 재기에 성공했고 그 다음부터 승승장구했다. 그리고 마침내 5년 후에는 매출 1조 원을 달성한 기업이 되었다.

말만 하면 알 수 있는 건설회사 회장과의 사이에 실제로 있었던 일이다. 나는 그가 재기에 성공하여 승승장구하는 시기에 졸저 《부자 체질, 가난한 체질》의 집필을 위해 인터뷰를 청했다. 그는 흔쾌히 승낙하여 2시간 이상의 인터뷰를 했다. 그 내용을 그 책의 첫 장에 부자 체질이 되는 비결로 썼다. 당시 그는 자신의 실명이 거론되는 것을 꺼렸기 때문에 영어 이니셜만 사용했다. 그는 깨어 있는 의식을 지녔기 때문에 운명을 만들었고 꿈과 비전을 실현했다. S회장은 지금도 왕성하게 활동 중이다.

'자신의 운명을 알면 능히 성공한다'라는 말이 있다. 실제로 의식이 깨어 있으면 운명은 얼마든지 만들어갈 수 있는 것이다.

생각과 상상이 운명을 만드는 기본 조건

대부분의 사람들은 몸과 마음의 작용력을 이해하지 못하는 경우가 많다.

어떤 분은 몸의 특정부위가 약하다고 알려주어도 부정한다. 자각 증세가 없거나 아예 습관적으로 약한 부위에 익숙해졌든지 부정을 즐기는지도 모를 일이다.

그러나 어느 날 심하게 아픈 뒤에는 찾아와서 이렇게 말한다.

"선생님이 그때 하신 말씀이 맞았습니다. 병원에 가보니 선생님이 지적하신 그 부위에 병이 났다고 합니다. 어떻게 하면 좋습니까?"

어떤 상황이나 조건이든지 깨어 있는 의식으로 받아들이면 분명히 해결책은 있다. 나는 뒤늦게라도 상황을 해결하려는 사람들에게 는 자연치유의 길이 있음을 알려준다. 희망을 지니고 긍정적으로 생 각하며 상상하는 것만으로도 몸과 마음은 변화하기 때문이다.

사주와 체질은 미래에 대한 예측의학적 분석이 가능한 유일한 학 문이다. 또한 자연요법을 알 수 있고 자연치유를 할 수 있다. 운세를 보아서 건강이 나쁜 시기를 알고, 생각과 상상을 하면 실행력이 높 아지므로 자연히 건강해질 수 있다.

나는 한방역학 강의나 일반적인 상담을 할 때 이런 질문을 많이 받았다.

"선생님, 사주와 체질을 알고 난 뒤에 어떻게 건강을 다스립니까? 의학적인 처치나 처방 외에 가능한 방법에 대해서도 자세히 알려주 십시오."

"사주와 체질을 통해 원인을 찾는 것은 자연의학적인 방법입니다. 의학적인 처치나 처방 외에 가능한 방법은 생각과 상상을 통해 실행 력을 높여 자연요법을 하는 것입니다. 세상에 병이 있다면 어딘가에 는 반드시 약이 있습니다. 최고로 좋은 약은 마음을 치유하는 것이 고 올바른 생각과 상상을 하는 것입니다. 그렇게 하면 저절로 약을 구할 수 있고 건강을 회복할 수 있습니다. 또한 보너스로 운명을 만 들 수도 있는 것입니다."

그렇게 말했지만, 듣는 사람이 과연 얼마나 그 말을 진실로 믿을지 는 알 수 없다. 그만큼 깨어 있는 의식을 지닌 사람들이 많지 않다.

깨어 있는 의식이 중요한 이유는 또 있다. 사주와 체질을 알고 미래의 건강 예측까지 가능하게 되었을 경우, 깨어 있는 의식을 가진 사람이라면 타고난 약한 장부로 인해 몇 년 뒤에 암이 걸리게 된다고 해도 피해 나갈 수 있다. 올바른 생각과 밝은 상상은 건강은 물론 운명까지 변화시키는 힘을 지니고 있기 때문이다.

'위장이 나쁘다' 혹은 '간장이 나쁘다' 라고 입버릇처럼 말하면서도 제대로 고칠 생각을 하지 않고 고질병을 만드는 사람들을 보곤 한다. 그들은 조금 불편하더라도 병을 그냥 안고 있는 경우가 많다. 만약 올바른 생각과 상상으로 병을 반드시 고쳐야겠다고 하면 어떻게 치유되지 않겠는가. 그처럼 하나의 병증을 안고 만성화되면 운명적으로 몇 년 뒤에 진짜 암이 되는 것이다.

그래서 나는 줄곧 이렇게 말했다.

"사주와 체질에서 병증을 찾는 것은 예방의학적 차원을 강화하는 의미가 있습니다. 체질적으로 약한 장부를 아는 것은 자연요법의 시작입니다. 그 다음에 중요한 것은 생각과 상상을 통해 실행력을 높여 자연요법으로 건강해지고 좋은 운명을 만들어가는 것입니다."

실제로 그렇다. 체질을 알고 올바른 생각과 상상을 하여 실행력을 높여 자연요법을 행하면 건강해지고 좋은 운명이 되는 것은 당연한 일이다. 나의 경우가 그랬다.

앞에서 이미 말했던 것처럼 나는 뜨거운 체온의 소양인부체질에 태음인주체질이다. 오장육부 중에서는 폐와 신장이 약하며 췌장이 약한 편이다. 과거의 병증으로는 폐렴, 비염과 위산과다증, 각기병, 관절염, 요통, 턱관절염, 구안와사, 이명과 이관개방증, 만성체증과 상기증[1], 복막염, 늑막염, 비장축소증, 우울증, 아토피, 피부염, 치질, 동상, 악성무좀, 고혈압 등이 있었다.

그러한 과거 병력은 정확하게 사주와 체질을 보면 일치한다. 어머니의 말씀을 빌리면 내가 두 살 때 폐렴으로 일주일 동안 입원한 적이 있다고 한다. 열두 살 때에는 위산과다증으로 암포젤엠을 먹었고, 비염은 중학교 1학년 때쯤 생겼다. 또 고질적으로 만성체증에 시달렸으며 상기증과 우울증으로 고통을 받았다. 만성체증과 상기증은 고등학교 때부터 심각한 학습장애를 야기시켰다. 도무지 공부를 할 수 없었다. 집중이 안 되어 책을 볼 수조차 없었다. 고등학교 2학년 때에는 그 증세가 심각해서 일주일간씩 두 번에 걸쳐 단식을 감행했다가 비타민 결핍에 의한 각기병에 걸리기도 했다. 만성체증과 상기증은 그만큼 심각하였고 우울증을 유발하기도 했다.

관절염과 요통은 군대 시절 공수훈련을 받다가 다친 것이 원인이었다. 절룩거리며 다니다가 허리 통증으로 고통을 겪기도 했다. 피부염은 자주 겪었다. 구안와사는 겨울철에 찬 콘크리트에서 자다가 걸렸다. 이쯤 되면 거의 종합병원 수준에 가깝다.

그러나 이 병들은 내게 큰 도움이 되었다. 사주와 체질의 원리에 나타나는 이 병증들을 극복하기 위해 자연요법을 연구했고 건강식품을 개발할 수 있었다. 처음에는 약을 구해 치유하고자 했지만 그

---

1) 장부의 열이 심폐와 두뇌로 집중되어 나타나는 증세로 머리로 피쏠림이 나타난다. 우울증과 이명, 이관개방증, 난청을 비롯한 각종 이상 증세를 수반한다.

것만으로는 한계가 있다는 것을 깨달았다. 그래서 자연요법을 공부하여 영양요법으로 직접 건강식품을 개발하여 모든 병증을 완치시켰다.

이러한 과정들은 긍정적인 생각과 상상력으로 스스로 운명을 만든 것을 의미한다. 생각과 상상은 그만큼 중요한 조건이다. 내가 만약 발상의 전환으로 그 많은 병증과 병들을 극복하지 않았다면 지금쯤은 어떻게 되었을까? 아마도 몸과 마음이 만신창이가 되어 고통의 세월을 보내고 있을 것이다.

그러나 나의 경우, 그 병증과 병들이 오히려 많은 공부와 연구를 할 수 있는 기회로 작용하였다. 특히 만성체증과 상기증, 우울증은 내게 축복이었다. 만성체증을 연구하는 도중에 어머니의 당뇨병 원인을 알 수 있었고 많은 분들의 당뇨 완치를 도와주었다.

또한 졸저 《만성체증이 내 몸을 죽인다》와 《당뇨혁명ⓔ 백세건강을 지킨다》를 비롯한 각종 건강서를 집필할 수 있었다. 만약 실제로 그러한 증세들을 겪지 못했다면 건강식품 연구를 할 수 없었을지도 모른다. 사주와 체질을 통해 병증과 각종 병들을 겪었기 때문에 건강식품 연구를 할 수 있었고 많은 분들에게 도움을 줄 수 있게 된 것이다.

그런데 가장 중요한 것은 그 모든 것의 시작에 올바른 생각과 상상이 있었다는 점이다. 생각과 상상이 운명을 만드는 조건이 되었던 것은 부정할 수 없는 사실이다.

사주는 건강과 성공을 찾아주는 희망보고서

사람들은 힘들고 어려울 때 미래를 알고 싶어한다. 철학관이나 점집을 찾아가서 당면한 현실 문제를 해결하고 미래의 희망을 찾으려고 한다. 어떤 이는 아예 사주학을 공부하여 스스로 문제점을 해결하려고 한다. 그렇게 하는 이유는 희망을 찾으려고 하기 때문이다. 그들은 절망에서 벗어날 수 있는 미래 예측을 통해 희망을 얻는다. 그래서 사주학은 본질적으로 희망보고서이다.

"지금은 악운이지만 앞으로 성공하겠습니다."

이 말에 희망을 느끼지 않는 사람이 있을까? 사주를 보려고 찾아온 사람에게 이 말은 100% 맞는 말이다. 사주를 보려는 사람은 힘이 들어 찾아오기 때문에 이 말을 믿고 노력하면 당연히 그렇게 된다. 그런데 문제는 사주로 희망보다는 절망을 주는 경우가 많다는 점이다.

"앞으로 3년간은 운이 좋지 않습니다."

그런 말을 비롯하여 미래사의 온갖 예언을 한다는 것은 대단히 잘못된 일이다. 사주는 운명예정론이 아니다. 마치 미래사가 예정되어 있는 것처럼 예언을 할 수는 없다. 미래는 현재의 준비 상황에 따라 여러 변수 중 선택의지에 따라 만들어지는 것이다. 사주를 통해 부정적 미래 예언을 듣고 고통을 자초하지 않는 것이 좋다. 그러나 사주로 체질을 알고 몸과 마음의 준비된 상황과 조건을 통해 미래 예측을 하는 것은 바람직하다. 단, 체질과 건강을 비롯한 여러 데이터를 종합적으로 분석하여 컨설턴트적 측면에서 하는 것이 좋다. 냉철한 데이터 분석으로 미래 예측을 하는 것은 바람직한 측면이 있기 때문이다.

선진국일수록 미래예측학이 발달되어 있다. 미래 예측은 중요한 의미를 가지고 있다. 중세 암흑기에 피렌체의 메디치 가문이 르네상스를 일으킨 것도 미래 예측에 의한 것이었다. 빌 게이츠의 '모든 가정과 책상 위에 PC를'이나, 스티브 잡스의 '아이폰'도 미래 예측의 결과로 나온 산물이었다. 미래 예측은 상상력과 창조력을 통해 현실화될 수 있는 높은 가치를 지니고 있다. 따라서 사주만으로 미래 예언을 받으려고 하지 말고 사주와 체질, 그 밖의 자신만의 데이터로 미래 예측을 하는 것이 바람직하다.

나는 한때 부산에서 한 사람의 사주를 가지고 당시 최고의 역학자라고 평가받고 있던 12명한테 차례로 찾아가서 물어보았다. 그 결과는 놀라웠다. 제각기 다른 말을 했다. 나는 그러한 객관적 평가 작업을 수차례 반복하였다. 또한 그 연구를 위해 한때 우리나라 최고 역학자로 일컬어졌던 부산의 제산 박재현 선생의 자료를 일일이 수집했다. 그가 창안한 '인연법 이론'을 비롯한 각종 이론들과 3천 명 이상의 사주감정서, 비망록까지 소장하고 있다. 그중에서 특이한 것은 1980년대에 그가 상담했던 VIP 2천 명의 사주감정서였다. 그 사주감정서에는 독실한 크리스천인 전직 대통령을 포함한 재벌들 다수가 포함되어 있었다. 당시에 그의 영향력은 그만큼 막강했다. 대통령을 꿈꾸던 P씨가 헬기를 타고 그의 정사로 가서 구설수에 오르기도 했고, 재벌가들과의 교류에 대한 스토리들도 많다. 나는 그의 모든 감정서를 정밀하게 현재와 비교한 결과, 미래가 맞지 않다는 것을 확인했다. 그럴 수밖에 없는 것이 그가 사주만으로 예언을 했기 때문이다. 만약 그가 사주와 체질, 각자의 데이터들을 면밀히 분석하여 미래 예측을 했더라면 적중률도 높고 많은 도움을 주었을 것이다.

사주는 기본적으로 건강과 성공을 찾아주는 희망보고서이다. 냉철하고 합리적인 건강과 성공의 로드맵을 제시할 수 있고, 긍정적인 미래 예측을 할 수 있으며, 운명을 만드는 경영서로서 충분한 가치가 있다.

제 5 장

운명을 개척하는 생명공학의 원리

. . .

20세기 최대의 발견은 사람의 마음가짐을 변화시킴으로써
그 사람의 인생을 바꿀 수 있다는 사실이다.
— 윌리엄 제임스

1 사주와 체질로 알 수 있는
어린이의 성장

"선생님, 우리 애는 사주와 체질로 보면 키가 크게 되어 있나요? 키가 커질까요?"

사주와 체질을 분석하면 성장의 메커니즘이 보인다. 기본적으로 키는 체온과 체질적 균형이 맞을 때에 커지게 때문이다. 예를 들어 해바라기는 햇빛과 토양에 따라 동일 품종이라도 엄청나게 키 차이가 많이 난다. 작은 것은 불과 20센티미터 남짓이지만 큰 것은 2미터가 넘기도 한다. 자양분과 햇빛의 차이가 빚어낸 결과가 이처럼 크다. 인간도 마찬가지이다.

나는 이 같은 질문을 받을 때마다 우선 사주와 체질을 살펴보고 체질과 성장의 단계에 따라 알맞은 음식을 알려주면서 되묻는다.

"이런 음식들을 좋아하거나 잘 먹습니까?"

그러면 십중팔구 고개를 저으면서 부정한다.

"선생님, 말도 마세요. 우리 애는 주로 햄버거나 빵만 먹어요. 야채는 도통 안 먹으려고 해요."

어린이의 성장과 체질의 관계를 볼 때 유전자를 탓하기 전에 일상적으로 먹는 음식부터 살펴보아야 한다. 성장이 멈춘 아이들의 체질과 음식을 비교해보면 공통점이 발견된다. 식생활 습관에 문제가 있으며, 소화력이 약하고, 뼈의 발육이 약한 체질이라는 점이다. 그럴 경우, 나는 대개 사주와 체질에 입각하여 자세하게 상담해준다.

"댁의 아드님은 태음인부체질에 소음인주체질입니다. 성격은 순하고 착하지만 타고난 소화기가 약하여 한꺼번에 많은 음식을 섭취하지 못합니다. 식도가 좁아서 밥을 많이 삼키지 못하고 잘 체하지요. 그렇지 않습니까?"

"예, 맞습니다. 아이가 입이 짧고, 체한 것 같다면서 잘 먹지 않습니다."

"우선 체질에 맞고 성장에 도움이 되는 음식을 아이 입맛에 맞게 요리해서 먹이셔야 합니다. 그 다음으로 아이의 체질적 균형을 잡아주면 반드시 키가 자랄 것입니다."

나는 그렇게 알려준다. 아이의 성장이 느리면 대부분의 부모들은 유전적 요인에서 원인을 찾는다. 부부 중 어느 한 쪽이 작다든지 처가나 시댁 식구들 중 키가 작은 사람이 있으면 그 사람을 닮았다고 탓한다.

실제로는 어떠한가? 유전적 요인도 배제할 수는 없지만 요즈음 시대는 영양 불균형에서 원인을 찾아야 한다. 어린이의 성장에 유전자가 절대적으로 지배하던 시대는 끝났다. 나는 사주와 체질을 통해 유전자의 영향을 떠나서 키가 크지 않는 요인을 발견했다.

사주와 체질로 본 성장호르몬 활성화 방법

성장호르몬의 분비는 에너지 체계의 활성화와 관계가 깊다. 에너지가 활성화되면 성장호르몬의 분비가 왕성해지면서 자연적으로 성장을 할 수 있다.

정(精) : 호르몬계 – 신장의 기능을 강화한다.
기(氣) : 경락계(기에너지) – 폐의 기능을 강화한다.
신(腎) : 신경계 – 간장의 기능을 강화한다.
혈(血) : 혈액계 – 비장과 췌장의 기능을 강화한다.
심(心) : 심혈관계 – 심장의 기능을 강화한다.

이상의 5가지 에너지 체계 중 약한 부분이 있으면 강화하여야 한다. 또 한 가지 중요한 조건으로서 성장에 관련한 하체와 발, 발가락이 튼실해야 한다. 발가락의 성장판이 열려 있고 성장호르몬 분비가 활발해야 롱다리가 되어 키가 크기 때문이다. 발과 발가락은 약한데 손과 손가락만 발달하면 상체의 성장만 이루어져 숏다리가 되어 성장에 한계가 있기 쉽다. 그래서 성장을 위한 발판으로서 소화기를 비롯한 장이 튼튼하고 하체가 튼실한 것이 바람직하다.

에너지 체계가 어린이의 성장에 핵심이다. 따라서 어린이의 성장을 위해 영양요법으로 특정 영양분을 섭취하는 것이 반드시 필요하다. 사주와 체질로 어린이의 성장에 관한 영양요법을 실험하고 검증해본 결과 탁월한 효과가 있는 것을 확인했다. 어린이의 성장에는 영양요법과 성장호르몬이 절대적인 관계로 작용한다.

나는 어린이의 성장에 관해 이렇게 말한다.

"사주와 체질을 중심으로 하는 어린이의 성장에서 영양요법은 반드시 필요합니다. 어린이에게는 영양 균형이 절대적인 필수조건이지요. 영양의 균형만 제대로 맞으면 타고난 환경과 조건을 바꿀 수 있고, 성장이 자연스럽게 이루어집니다."

실제로 그렇다. 환경과 조건에 맞게 영양요법을 시행하면 자연히 키도 커지는 것이다.

어린이의 키가 크지 않는 이유

❶ 체질적으로 선천적인 병증이 있고 허약하다.

❷ 식욕부진, 체증, 소화불량 등의 원인으로 영양 불균형 상태이다.

❸ 극심한 스트레스, 운동 부족, 수면 부족으로 성장호르몬의 분비가 약화되어 있다.

❹ 체질적으로 맞지 않는 음식이나 독성이 있는 음식을 섭취한다.

❺ 유전적으로 성장호르몬의 분비가 약한 조건을 타고난 경우이다.

❻ 에너지 체계가 불균형하게 됨으로써 성장호르몬의 생성이 약하다.

키가 작은 어린이들은 이러한 조건들을 지니고 있다. 그런데 사주나 체질을 보면 키가 클 수 있는데도 이러한 조건들이 충족되지 못함으로써 성장이 멈추어진 경우가 있다. 조선시대의 평균키나 남북한의 남녀 키 차이를 비교해보면 문화적 조건이 얼마나 중요한 요인인지를 알 수 있다.

어린이의 키를 크게 할 수 있는 방법

첫째, 정확한 체질을 파악하여 선천적인 병증을 치유하고 허약체질은 개선한다.

둘째, 체중이나 소화 기능을 개선하고 효과적인 영양 섭취 위주로 식생활을 개선한다.

셋째, 스트레스를 받지 않도록 하고 적절한 운동과 충분한 수면을 취하게 한다.

넷째, 체질에 따른 식이요법을 취하고 독성이 있는 음식은 단절시킨다.

다섯째, 성장호르몬을 생성할 수 있는 음식물을 꾸준히 섭취하게 한다.

여섯째, 에너지 체계의 균형을 위한 자연요법 실행과 성장 촉진을 위한 체질 개선을 한다.

이상의 방법들을 꾸준히 실행하면 어린이의 성장은 매우 효과적으로 이루어진다. 성장호르몬요법, 약물요법, 수술요법을 선택할지 고민하기보다 해바라기를 키우듯 자연법칙에 따른 환경과 조건을 조성하는 것이 효과적이다. 자연은 모든 동식물을 구별하지 않고 키워주며, 단지 누가 더 많이 자연의 혜택을 받느냐 하는 것이 중요하다. 물론 인간의 경우 확실한 의지와 노력이 수반되어야 함은 말할 나위도 없다.

공황장애와 화병 등의 정신적 병증이 악운을 만든다

체질적 불균형의 병리 현상은 심리적 이상을 일으키고 성격적 변화 요인이 된다.

생리-병리-심리-성격의 변화 과정이 그러하다. 이러한 관점에서 보면 공황장애는 생리와 심리와 성격의 3대 변화 과정에서 일어난다.

"불안하고 초조해서 가끔씩 미쳐버릴 것만 같아요. 가슴이 뛰고 숨을 잘 쉴 수 없어요."

심각한 공황장애(panic disorder)[1]를 겪고 있는 30대 초반의 여성 K씨는 무언가에 쫓기는 듯한 눈빛을 하고 말했다. 그녀는 직장 생활을

---

1) 특별한 이유 없이 심한 불안감을 느껴 숨이 막히고 심장이 두근거리는 등 극심한 공포 증상을 보이는 질환이다. 증가율은 여성이 남성보다 높다. 공황장애의 증상은 신체, 사고, 행동 등 여러 유형으로 나뉜다. 신체 증상으로는 심장박동 증가, 호흡 곤란, 근육 긴장, 식은땀, 어지럼증이 있다. 사고 증상은 공황발작이 일어날 때 '이러다가 죽는 것은 아닐까' 같은 생각을 하는 등의 극단적 위기의식으로 나타나기도 한다.

하던 중 이유를 알 수 없는 강박관념과 두려움 때문에 휴직을 하고 방 안에만 진종일 박혀 있다고 했다. 증세는 심각했다.

"차를 운전할 수도, 대중교통을 이용할 수도 없어요. 차를 타면 금방이라도 사고가 날 것 같은 느낌이 들어요. 어떨 때에는 당장 숨이 멎고 죽을 듯한 두려움과 고통에 시달려 잠을 잘 수도 없어요."

그녀는 유명하다는 병원을 모두 순례하였고 용하다는 소문이 들리면 안 가본 곳이 없다고 했다. 온갖 치료를 받고 약을 먹어도 낫지 않아서 하는 수 없이 사주와 체질로 해결책을 찾을 수 없을지 기대하여 나를 찾아왔다고 했다. 나는 그녀의 사주와 체질을 보고 말했다.

"소음인부체질에 태음인주체질입니다. 본성은 착하고 성실하며 잘 웃고 활달합니다. 그런데 스트레스를 잘 받는 편이고 자주 체하기 쉽습니다. 내장저체온증이고 가슴의 열이 많은 상태에다 췌장과 소장의 기능이 심하게 저하되어 공황장애가 발생하였습니다. 자연치유로 쉽게 개선될 수 있는 증세입니다."

"원래 성격도 그렇고 제가 속이 냉하고 잘 체하는 것은 맞습니다. 그런데 지금은 신경질적이고 부정적이고 우울합니다. 이렇게 심각한 공황장애가 약을 쓰는 것도 아니고 자연치유로 쉽게 개선된다는 것이 믿기지 않아요. 5년간이나 아무것도 할 수 없는 상태로 마치 시체처럼 지냈는데 어찌 쉽게 치유될 수 있다고 하는 겁니까?"

그녀는 화가 난 표정으로 말했다. 공황장애에 걸린 사람들이 대부분 그렇듯이 그녀 역시 부정적이고 공격적인 성향을 보였다. 나는 그녀에게 공황장애나 화병, 우울증의 기전을 설명해주었다.

"체질적으로 에너지 체계는 5가지로 나누어집니다. 정(精), 기(氣), 신(神), 혈(血), 심(心)입니다. 정은 호르몬계, 기는 경락계, 신은 신경계, 혈은 혈액계, 심은 심혈관계입니다. 이들 정기신혈심을 줄여 정신(精神)이라고 하는데, 이 에너지 체계에 혼란이 일어나면 정신적 이상이 생깁니다. 공황장애는 이들 에너지 체계의 문제로 인해 발생하는 정신적 병증의 한 가지입니다. 그렇기 때문에 체질적인 불균형을 해소하면 증세가 자연히 사라집니다."

그녀가 다시 물었다.

"그러면 에너지의 문제라는 말씀인가요?"

"당연합니다. 흔히 이런 말들을 하지요. '정신이 있어 없어? 정신 나갔어? 정신이 돌았어? 정신을 어디에 둔 거야?' 그중에 '정신이 없어' 라는 말은 '에너지가 없어' 라는 말로 대체해도 무방합니다. 에너지 체계가 무너지면 공황장애, 화병, 우울증 등 각종 정신적 병증이 유발되기 때문입니다."

그제야 그녀는 수긍했다.

"아. 그래서 제가 정신이 없는 느낌이 들었던가 봐요. 늘 머리가 띵하고 힘이 없고 나른하며 몸을 움직일 기력도 없을 정도니까요. 맞는 말씀 같습니다."

그녀는 오랫동안 약을 복용한 탓에 소화 기능이 약화되어 있었고 다른 여러 가지 기능들도 저하되어 있었다. 나는 그녀에게 체질에 맞는 식단과 함께 공황장애에 대한 자연치유법을 알려주었다. 그녀는 내가 가르쳐준 대로 혼자서 할 수 있는 가벼운 운동법과 더불어 자연요법을 철저히 실행에 옮겼다. 그 결과, 그녀는 3개월 만에 완전히 공황장애로부터 벗어났고 악운도 좋은 운세로 전환되었다.

공황장애나 화병, 우울증 등은 악운을 만든다. 정상적인 활동을 할 수 없게 만들기 때문에 악운 중에서도 최악의 운세가 아니겠는가. 그렇기 때문에 그 증세에서 벗어나는 것만으로도 좋은 운세가 되는 것은 당연한 일이다.

그녀의 경우처럼 자연요법은 드라마틱한 증상 호전을 이끌어낼 수 있다. 현대의학에도 다양한 치료 방법이 있지만 자연요법과는 차이가 난다. 각종 약물치료나 인지행동치료, 정신과 치료, 마인드컨트롤 등의 외부적인 요소들은 국부적인 치료 방법일 뿐이다. 그에 비해 자연요법과 체질 개선은 체질의 생리적 반응을 안정시키는 인체 전체의 시스템을 바로잡아준다. 국부적인 방법으로 알 수 없는 전체성의 에너지 시스템을 사주와 체질을 보고 개선함으로써 정신(精神)을 안정시키는 방법이다.

보통 사람들은 공황장애나 화병, 심한 우울증을 겪으면 대개는 정신병의 일종이 아닐까 추정한다. 하지만 정신과로 가야 할 병이 아니다. 현재까지 서양의학으로는 명확한 원인을 밝히지 못하고 있을 뿐이며, 그 결과 공황장애는 해마다 늘고 있다.

최근 국민건강보험공단이 밝힌 통계에 의하면 공황장애 환자가 해마다 10% 이상 늘어나는 것으로 되어 있다. 공황장애를 앓는다고 하여 대대적으로 알려진 유명 가수 김장훈에 관한 기사를 읽어보면

이 증상이 얼마나 고통스러운지 알 수 있다. 《헬스 조선》에는 다음과 같은 내용이 실려 있다.

"가수 김장훈은 한 TV 프로그램에 출연해 8년째 '공황증'을 앓고 있다고 밝혔다. 방송에선 피곤한데도 어둠이 무서워 밤에 불을 켜놓은 채 TV를 보다가 아침이 되어서야 잠이 드는 모습이 그대로 방송됐다. 그 바람에 그의 평균 수면 시간은 3시간 안팎. 그는 '1년쯤 전만 해도 낮에도 공황증이 발작해 방송 도중 뛰쳐나오기도 했는데 요즘엔 거의 회복됐다'고 말했다."

공황장애가 심하면 공황발작을 일으키기도 하는데 그 증세가 몹시 고통스럽다.

현재까지 알려진 공황장애의 원인은 과민성장증후군, 상기증, 정신적 충격, 스트레스 등 여러 가지 복합적 증세이다. 그러나 사주와 체질로 보면 에너지 체계의 불균형이라는 원인에서 공황장애의 증상과 자연치유법을 찾을 수 있다.

공황장애를 유발하는 체질적 조건과 증상

❶ 소음인체질 계열과 태음인체질 계열의 심폐의 기능 저하로 인한 증상

• 호흡이 가빠지고 숨쉬기가 힘들어진다. ( )
• 어지러우며 속이 메스껍고 실신할 것 같은 느낌이 든다. ( )

- 심장박동이 불규칙적이 되며 호흡 곤란과 질식할 것 같은 예감이 든다. (　)
- 가슴과 명치 위쪽이 뭔가 막힌 듯이 느껴지며 답답한 느낌이 든다. (　)

❷ 태양인체질 계열과 소양인체질 계열의 간장의 기능 저하로 인한 증상

- 긴장감이 자주 일어나며 불안하고 떨린다. (　)
- 손발이 찌릿찌릿해지고 초조감이 들며 뒷목과 뒷머리의 열감을 느낀다. (　)
- 눈이 침침하고 식은땀이 나며 지하철, 터널 같은 좁은 장소나 상황을 두려워한다. (　)
- 혼자 있기를 두려워하며 외출을 할 때 누군가와 동행해야 마음이 편해진다. (　)

❸ 소음인체질 계열의 비장의 기능 저하로 인한 증상

- 체증이 된 듯한 느낌이 들며 속이 불편하다. (　)
- 이러하다 갑자기 죽는 것이 아닐까 하는 상상이 꼬리에 꼬리를 문다. (　)
- 심지어 자기통제를 못할 것 같거나 미쳐버릴 것 같은 답답증이 일어난다. (　)
- '방콕'을 하면서도 먼 곳으로 떠나고 싶다는 생각을 많이 한다. (　)

이상의 증세들을 체크하여 3개 이하가 나타나면 초기 증세이고, 7개 이상이 나타나면 진행 증세이며, 11개 이상이 나타나면 중증으로 심각한 사고와 행동의 장애가 유발된다. 큰 분류로 보아서 한 파트의 4개 증세에 전부 해당되면 체질적 불균형이 있다.

이상의 증세들은 서서히 나타나는 경우도 있지만 어느 날 갑자기 일어날 수도 있다.

체질적으로 볼 때에는 장기간의 에너지 저하로 인한 불균형이 누적된 결과지만, 증세가 심각한 당사자는 갑작스럽게 공황발작을 일으키기도 한다. 일단 한 번 이상 공황발작을 경험하면 증세는 지속되기 쉽다. 또 다시 같은 일이 생기지 않을까 두려워하는 악성 기억들이 뇌리를 떠나지 않는다. 그래서 공황발작의 상태가 심해지는 악순환이 일어나고, 복합적인 증상들이 증폭되어 걷잡을 수 없이 문제가 심각해진다.

그런데 공황발작을 경험한 사람들은 대부분 스스로 정신적 이상으로 판단하여 혼자 고민에 빠지기 쉽다. 신경쇠약, 심근경색, 심장발작, 갑상선기능항진증이나 저칼슘증, 저혈당증 등의 질환들에도 불안증이 수반되어 공황장애와 유사하지만 증세에서 차이가 난다.

가수 김장훈의 경우처럼 현재까지의 공황장애 치료법은 장기적으로 가기 쉽다. 그 이유는 약물치료나 행동치료, 각종 요법들이 근본적인 원인을 찾지 못하기 때문이다. 체질적 병리 현상으로 보면 자연치유력으로 완치될 수 있는데도 난치의 증상으로 간주하는 것이다.

단언하거니와 체질적 병리 현상으로 볼 때 공황장애는 쉽게 자연 치유가 될 수 있는 증세이다. 정확한 체질을 알고 그에 맞게 뇌의 중추신경계와 연결된 심폐와 간장, 비장의 기능들을 바로잡아주면 자연치유가 될 수 있다.

공황장애와 화병, 우울증을 전문적으로 연구하는 이원장은 공황장애를 에너지 체계의 불균형이라고 했다. 그는 에너지 체계의 혼란으로 야기된 공황장애에 대해 '추나요법(推拿療法)'으로 막힌 경혈과 신경과 근육을 풀어주는 방법을 병행하기도 한다.

"공황장애는 체질적 불균형으로 인한 원인으로 나타납니다. 그래서 체질의 균형을 잡아주는 약물요법과 함께 몸의 신경과 근육, 경혈이 막힌 것을 뚫어주는 추나요법을 병행하면 그만큼 효과가 빨리 나타납니다."

나는 최고의 추나 전문가로서 그의 연구가 정확하다고 인정한다. 에너지 체계는 체질적으로 볼 때 두뇌의 기능과 심폐, 간장, 비장의 기능과 밀접한 관련이 있다. 그런데 그러한 체질적 불균형을 잡아줌으로써 정신(精神)이 바르게 되는 것은 당연한 이치이기 때문이다.

3 심각한 트라우마로부터 벗어나면 운세가 살아난다

심각한 트라우마는 성격을 이상하게 변화시키거나 병을 만든다.

트라우마는 신체에 물리적으로 입은 상처와는 다르다. 눈에 보이지 않는 마음의 상처로서 심리적 외상을 뜻한다. 일반적인 의학 용어로는 '외상(外傷)'을 뜻한다. 하지만 심리학에서는 '정신적 외상'으로 '영구적인 정신장애를 남기는 충격'을 의미한다. 그 증세와 인체에 미치는 영향은 매우 강력하다.

심한 우울증과 상기증으로 어둡고 부정적인 표정을 한 30대 후반의 S씨가 찾아왔다. 그는 습관적으로 한숨을 몰아쉬면서 눈길을 아래로 내리깔고 있었다. 비정규직으로 건물 관리를 한다는 그에게서는 생기라곤 찾아볼 수 없었다.

"머리가 아프고 늘 피곤합니다. 세상살이가 왜 이렇게 어려운지 알고 싶어 왔습니다."

그는 자신의 사주와 체질을 알고 싶어했다. 그런데 그의 사주와 체질은 뜻밖에도 매우 좋았다. 운명학으로 보면 정승이나 판서도 될 수 있는 조건을 지니고 있었다. 모든 사주나 체질이 평등하고 좋은 것이지만, 그의 사주는 사주학의 원론으로 보면 특별히 좋은 조건을 지니고 있었다. 소위 재물복과 관운이 좋은 사주였다.

"본질적으로 사주와 체질은 좋고 나쁨이 없습니다. 사주학을 운명론으로 보면 그러한 것이 있지만 그것을 믿어선 안 됩니다. 사주와는 별개로 개개인이 몸과 마음을 잘 갈고닦아서 자신의 운명을 만들어야 하는 것입니다. 사주는 몸과 마음의 사용설명서일 뿐 거기에서 요행이 일어나지는 않습니다."

나는 그에게 사주와 체질이 결코 요행심리를 충족시켜주지는 않는다는 사실을 설명해주었다. 중요한 것은 인간이 꿈과 비전을 가지고 목표를 향해 나아가는 것이라는 점을 분명히 했다. 그리고 다시 말했다.

"당신은 소양인부체질에 태양인주체질로서 타고난 성격이 활발하고 긍정적이며 책임의식이 강합니다. 그런데 지금의 상황으로 보면 최악의 운세인 것 같은데, 그 이유는 사주나 체질만으로 운명을 예측할 수 없기 때문입니다."

그는 고개를 끄덕인 뒤 말했다.

"제가 사주를 보러 가면 다들 좋다고 합니다. 못 되어도 판검사는 되어야 하고 지금쯤은 크게 출세해 있어야 할 운세라고 합니다. 그런데 저는 장가도 가지 못했고 한 번도 변변하게 살아본 적이 없습니다. 늘 몸이 아프고 하는 일마다 안 되고 있으니 어떻게 된 일인가요?"

"모든 성공한 사람들의 사주와 동일한 사주가 최소한 몇십 명 이상씩 있습니다. 사주만으로 운세를 보는 것은 의미가 없습니다. 지금 심한 우울증과 상기증이 있는 상태인데, 최악의 운세인 것을 나타냅니다."

그는 고개를 들고 눈을 반짝이면서 말했다.

"선생님, 무슨 좋은 방법이 없을까요? 저도 남들 다 하는 결혼을 해서 아이도 낳아 키워보고 싶습니다. 어릴 때부터 제 꿈이 단란한 가정을 가지는 것이었습니다. 그런데 이렇게 몸과 마음이 피폐해서야 무엇을 할 수 있겠습니까?"

나는 그에게 과거에 큰 충격이나 상처를 받은 일이 없는지 물어보았다.

그는 그동안 마음에 담고 있었던 과거의 상처를 들려주었다. 그의 과거 스토리에 담긴 트라우마는 충격적이었다. 결손가정에서 자라면서 그가 받은 정신적인 학대와 궁핍, 폭행의 기억들은 참혹할 만큼 심했다. 그는 이미 중학교 때부터 은둔형 외톨이가 되었고 또래 친구들 사이에서 놀림의 대상이 되었다. 주변의 부정적 에너지가 그에게 주입되면서 차츰 자신감을 잃게 되고 정신적 상처는 깊어만 갔다.

그러다가 급기야 고등학교 때는 가정이 풍비박산이 됨으로써 심한 고생을 했다. 중학교 때까지는 그런대로 학업 성적이 좋았지만, 고등학교 때는 더 이상 공부를 이어나가기 어려운 지경이 되었다.

마음이 여렸던 그는 어릴 때부터의 심한 트라우마로 온갖 병에 시달렸다. 늘 힘이 없고 소화가 안 되며 만성두통에 시달렸다. 그러다 보니 대학을 졸업하고도 직장을 구하지 못해 아르바이트를 하거나 임시직을 전전했다. 사주나 체질로 보는 몸과 마음의 설명서와는 완전히 판이한 삶이었다.

나는 그에게 트라우마에 대해 설명해주었다.

"트라우마는 꼭 정신적 외상만을 뜻하지 않습니다. 사상체질의 창시자 동무 이제마 선생도 서출이라 하여 차별받은 트라우마 때문에 분노로 죽을병에 걸려 생사를 헤맸습니다. 그는 트라우마로 인해 오랜 병마와 고통을 겪었습니다. 그런 그가 사상체질을 창시하여 체질을 개선하고 나중에는 벼슬길에 올라 현관을 지녔으며 의학을 연구하여 후세에 큰 빛을 남겼습니다. 체질적으로 보면 트라우마는 정신적 병증일 뿐 아니라 신체에도 병증이 나타나게 합니다."

"저도 그 유명한 이제마 선생님처럼 트라우마를 극복하고 체질을 개선하면 운세가 좋아질 수 있다는 뜻입니까?"

"당연합니다. 서양의 정신과나 심리학에서는 트라우마를 정신적 외상으로만 분류합니다. 하지만 체질의학적으로는 명확하게 몸의 병증으로 전이된다고 나와 있습니다. 트라우마로 인한 우울증, 강박관념, 정신분열증 등의 각종 증세는 체질 개선으로 충분히 나을 수 있습니다."

그는 진정으로 트라우마로부터 벗어나기를 원했고 새로운 삶을 찾기를 갈구했다. 나는 그에게 자연요법을 알려주고 철저하게 실행하도록 일렀다. 그는 자신의 꿈과 비전을 찾기 위해 꼭 실행하겠다고 약속했다. 그리고 실제로 그는 트라우마를 극복하고 체질을 개선시켜 악운으로부터 벗어나 좋은 운세를 만들었다.

트라우마와 몸과 마음의 병증

트라우마는 과거의 기억들로 구성된다. 언어 폭력을 비롯한 청각적이면서 시각적인 이미지를 동반한다. 외부로 받은 정신적인 상처로 고통을 받고, 반복적인 기억 재생을 함으로써 증상이 악화된다.

트라우마의 예로는 사고로 인한 외상이나 전쟁을 비롯한 천재지변의 외상도 해당한다. 사고 당시와 비슷한 상황이 되었을 때 불안해지며 고통이 가중되는 현상이 나타난다. '트라우마 경험'이란 자신이 '이해'할 수 없는 어떤 일이나 상황에 처하여 그것을 극복하지 못한 것을 의미한다.

일반적으로 트라우마라고 하면 정신분석학이나 정신과를 떠올리지만, 체질적으로도 그것은 병증이 된다. 체질적으로도 '무의식'은 현재의 의식에 영향을 미치며, 몸에도 병증을 만들고 활동력을 위축시켜 악운을 만들기 때문이다. 그래서 트라우마는 사주와 체질을 분석할 때 반드시 참고해야 할 사항이다.

트라우마로 인한 몸의 병증은 다양하게 나타난다. 체질적으로 약한 장부에 병이 나든지 동무 이제마 선생처럼 분노감으로 열격반위증(체증)이 들거나 해역증(사지무력증)이 들 수 있다. 과거의 경험과 현재의 행동, 생각 등이 정상에서 벗어나고 몸에 병증이 있으면 무언지 문제가 있다.

따라서 트라우마로 인한 몸과 마음의 병증에서 벗어나기 위해 중요한 것은 우선 그 트라우마를 이해하고 소화시키는 일이다. 그 다음은 트라우마로 인한 몸의 병증을 자연치유하는 방법이다. 그러한 방법으로 트라우마가 극복되고 체질이 개선되어 건강해지면 좋은 운세를 만들 수 있다.

4   체질에 따른 현재 병증의
자가진단과 영양에너지의 균형

"자연치유는 자가치료와 같은 개념입니다."

그렇게 말하면 대부분의 사람들은 과연 자가치료가 가능할 것인지 의심한다. 자가치료라는 말 자체가 스스로 내 몸의 주치의가 되는 것인데, 무척 낯설고 어렵게 느껴져서 그럴 것이다.

그런데 실제로 병원에서 포기한 암 환자를 비롯하여 중병에 걸린 많은 사람들이 자가치료를 한다. 신기한 일이 아니다. 자연스러운 현상이다. 야생동물들이 병들면 자가치료를 하듯 인간 역시 본능적인 자연치유를 하는 것이다. 자연치유도 제대로 하면 효과가 있다는 뜻이다.

자가진단만 제대로 하면 평소에 먹는 밥과 반찬도 약이 될 수 있다. 식약동원(食藥同源)이라는 말처럼 음식과 약은 그 뿌리가 같다는 원리가 적용된다. 그렇게 되면 음식만으로도 예방의학뿐만 아니라 실질적인 치료도 가능하다. 그러나 전문의가 아닌 평범한 개인의 자가진단이 과연 가능한 것일까?

　해답은 간단하다. 사주와 체질에 따라 병증을 알면 누구나 자가진단과 자가치료가 가능하다.

　사상체질의학의 창시자 이제마 선생도 백약이 무효라는 열격반위증에 대해 스스로 체질을 연구하여 자가진단과 자가치료를 하지 않았는가? 그는 원래 한의사가 아니었다. 물론 나중에는 한의학을 깊이 연구하였으나 처음에 그는 유학을 공부하던 선비였다. 그는 자신의 병증을 연구하다가 사상체질을 발견한 것이었다. 따라서 누구나 자신의 체질과 병증을 알면 자연치유를 할 수 있다.

　그러면 어떻게 해야 체질에 따른 병증을 알 수 있을까? 서양의학의 관점에서 본다면 반드시 이상이 나타나야 질병이 되며 병증이 나타난다. 반면에 체질의학의 경우에는 누구에게나 선천적 병증이 잠재해 있다. 나의 경우, 서양의학의 관점에서는 건강한 상태이다. 병원에 간 적도 별로 없고 종합진단을 받아도 건강하다고 나온다.

　그럼에도 불구하고 나는 체질적 병증에 의해 오랫동안 고통을 받아왔다. 상기증과 만성체증으로 인해 비위와 폐 기능이 약해져 정신적인 방황을 많이 겪었고 컨디션이 늘 정상이 아니었다. 만약 내가 사주와 체질을 연구하지 않았다면 지금쯤 심각한 중병에 시달리고 있을지도 모를 일이다. 다행히 사주와 체질을 알고 병증이 잠재해 있다는 것을 알았기 때문에 자연치유를 할 수 있었다. 나는 한약뿐 아니라 각종 식품들을 섭렵하면서 자연치유를 했다. 그 결과, 머리 위로 올라오는 뜨거운 열이 내려가면서 성격이 바뀌고 몸도 좋아졌다. 나는 자연요법으로 체질 개선을 하여 체질적 병증을 자연치유하는 데 성공했다.

체질의학은 선천적 병증으로 인해 현재의 병증이 유발된다고 보는 관점이다. 사주와 체질로 보아도 마찬가지 원리가 적용된다. 자동차를 보아도 엔진이 약한 차는 자주 고장을 일으키지 않겠는가. 인체도 마찬가지이다. 약한 장부가 문제되어 질병의 원인으로 작용한다.

나는 사주와 체질을 보며 상대방의 타고난 병증을 말해주고 맞는지 확인해본다. 대부분의 사람들은 자신의 체질적 병증을 알고 있다. '저는 위장이 안 좋은데요, 간장이 안 좋아요, 심장이 안 좋아요' 등등 대부분 한두 마디씩 한다. 체질적 병증은 자각증세가 있거나 과거의 병력으로 알 수 있기 때문이다.

그러면 자신의 체질적 병증을 알고 있는 사람이 현재의 병증을 어떻게 알 수 있을까? 가장 쉬운 방법으로 자각에 의해 장부의 이상 증세를 알 수 있다. 현재의 병증을 진단할 수 있는 다른 방식은 몸에 나타나는 증세를 통해서이다. 자신의 몸으로 직접 느끼거나 자각할 수 있는 범위 내에서도 어느 정도는 자가진단이 가능하기 때문이다.

자각에 따른 장부의 이상 증세

❶ 간장 이상 증상 : 심한 피로를 느끼며 자주 드러눕고 싶고 잠을 많이 자며 근육통이 느껴진다. 구역질이 나고 위산과다로 속이 쓰리

다. 소화가 잘 되지 않고 근육경련이 잘 일어난다. 목이 잘 쉬고 가래가 생긴다. 얼굴에 푸른빛이 감돌며 피부가 거칠어진다.

❷ 담낭 이상 증상 : 옆구리가 결리고 뒷목이 뻣뻣하며 편두통이 생긴다. 시력이 저하되고 사시 현상이 있다. 소화가 안 되고 한숨이 잦으며 눈물이 잘 나오고 야뇨증이 생긴다. 손톱과 발톱이 두꺼워지고 가로세로 줄이 생긴다.

❸ 심장 이상 증상 : 깜짝깜짝 잘 놀라고 심장이 아프며 등줄기가 당긴다. 가슴이 잘 뛰고 습관성 유산이 일어나기 쉽다. 명치 밑이 아프고 소화력이 약하다. 말을 더듬거나 발음상 끝말이 희미해진다. 식은땀과 딸꾹질이 잘 나온다. 혈압이 높거나 열이 올라 가슴이 답답하다.

❹ 소장 이상 증상 : 열이 잘 오르고 혓바늘이 돋거나 혀에 이상이 잘 생기며 잇몸이 붓고 입술이 잘 터진다. 여드름이 잘 나고 어깨의 힘이 빠진다. 몸에 신진대사가 잘 안 되고 상체에 통증이나 저림증이 있다.

❺ 비장 이상 증상 : 몸이 무거워 움직이기 싫고 만사가 귀찮으며 변덕이 심해진다. 피부에 기미가 생기고 개기름이 잘 흐른다. 피부색이 누리끼리하며 어두워 보인다. 입맛이 까다롭게 변하고 멍이 잘 든다. 팔에 힘이 잘 빠지며 자주 떨린다.

❻ 위장 이상 증상 : 속이 더부룩하고 소화가 안 되고 잘 체하며 뱃속이 갑갑하게 느껴진다. 속이 쓰리고 많이 먹을 수 없으며 기름기 있는 음식이 싫어진다. 피부가 아프고 다리의 힘이 빠지며 떨리

기도 한다.

❼ 폐장 이상 증상 : 땀을 많이 흘리며 담배연기를 마시면 폐가 아프다. 각종 피부병이 잘 생기고 얼굴이 창백해진다. 기침과 재치기가 자주 난다. 콧물이 나고 코가 막혀 킁킁거린다. 알레르기 비염이나 축농증이 있게 된다. 숨이 차고 계단을 오르내릴 때 호흡이 가쁘다.

❽ 대장 이상 증상 : 피부가 건조해지며 화장이 잘 안 받는다. 변비가 심해져 화장실에 오래 앉아 있으며 대변 색이 새까맣다. 대변이 묽고 설사를 자주 하며 때로는 대변을 잘 못 참는다. 항문에 이상이 잘 생기며 잇몸이 약하고 이가 잘 썩는다.

❾ 신장 이상 증상 : 쉽게 피로를 느끼며 정력이 약해진다. 자궁에 이상이 생기며 피가 탁해져 여기저기가 결리고 쑤신다. 낯빛이 검어지고 특히 입술 주변이 검다. 허리가 굽고 아프며 척추나 관절이 약해진다. 머리끝이 아프고 발목이 시리고 저리며 발뒤꿈치가 아리다. 생리통, 하복통과 냉증으로 피곤하다. 얼굴이 잘 붓고 귀에서 소리가 나며 중이염, 난청이 되기 쉽다.

❿ 방광 이상 증상 : 비뇨 이상이 생기며, 소변을 볼 때 오줌이 나오는 세기가 약하다. 얼굴에 피부염이 잘 생기며 오금이 당기고 종아리가 아프다. 오줌을 참기 어렵고 자주 누며 오줌 색이 탁하다. 콧병이 잘 생긴다.

⓫ 삼초 이상 증상 : 신경성 소화불량 증상이 지속되고 가슴이 답답하며 통증이 느껴진다. 신진대사가 잘 안 되어 신체 저항력이 약

해진다. 신경쇠약, 신경통이 있고 등줄기와 어깻죽지가 무겁게 느껴
진다. 열이 오르락내리락한다.

자신의 건강을 얼마나 알고 있는가? 잘 알기 위해서는 몸과 마음
을 느껴보는 것이 대단히 중요하다.

엄격하고 정밀하게 몸과 마음의 기능을 감지하여 병증을 알아내
는 것이야말로 건강을 지키는 지름길이다. 자신의 건강을 지배하려
면 우선 잠재되어 있는 자신의 선천적 병증을 알아내고 적극적으로
자연치유를 하여야 한다. 또한 몸에 잠재된 병증이 없어도 에너지와
활력이 넘치도록 하는 것이 진정한 젊음과 건강을 유지하는 길이다.

5 사주와 체질에 맞는 음식이 좋은 운세를 만든다

인체는 영양분이 소화되면 각기 필요한 성분을 가려서 흡수한다. 체내의 각 조직과 기관은 기에너지 중에서 필요한 성분을 선별적으로 흡수하여 작용해야 하기 때문이다. 인체는 거대하고 다양한 기관과 정교하고 복잡한 구조 체계에 의해 돌아간다.

그래서 우리가 섭취하는 음식은 성분에 따라 두뇌와 오장육부를 비롯한 조직과 장부에 공급되며 에너지로 활용된다. 흔히 음식을 약이라고 하는 이유도 음식이 두뇌와 오장육부 중 약한 장부를 살리는 역할을 하기 때문이다.

최근의 식이요법은 약리작용이나 약리효과처럼 작용력이 강하다. 음식이 영양 공급의 차원을 넘어서 체내의 약한 장부로 집중되거나 자연치유력을 극대화시키기도 한다. 그러다 보니 비만 체질뿐만 아니라 각종 불치병이나 난치병의 자연치유도 식이요법으로 해결하는 경향이 있다. 이는 그만큼 음식이 자연치유력에 중대한 영향을 미친다는 것을 입증한다.

나는 한때 산에서 공부할 무렵 실제의 나이는 67세면서도 아주 젊게 보이는 분을 만났다. 그는 외양상으로 40대 중반쯤 되어 보였다. 나는 산의 맑은 공기와 좋은 물을 마셔서 그럴 것이라고 추측하면서도 물어보았다.

"어떻게 이토록 젊어 보입니까? 무슨 비결이라도 있습니까?"

"무슨 비결이랄 것이 있겠소. 건강하고 에너지가 넘치면 젊어지지 않겠소."

그는 너털웃음을 짓고는 비결을 들려주었다.

"산에서 15년 정도 생활하는 동안 약초를 주식같이 먹고 살았다오. 된장을 끓이거나 반찬을 만들 때도 꼭 약초를 고아서 넣지. 그러니 늘 한약을 먹는 것과 같지 않겠소?"

"한약과 젊음이 무슨 관련이 있습니까?"

"한약과 젊음은 깊은 관련이 있소이다. 산의 정기를 듬뿍 받은 약초를 고아 먹고 오장육부를 비롯한 조직과 기관이 건강하면 그게 젊음이요, 바로 건강이라 할 수 있지 않겠소? 나는 보다시피 얼굴과 몸만 젊은 것이 아니고 체력도 젊은이와 다를 바 없다오."

그러면서 노인은 팔에 힘을 주었는데 그 근육이 정말 젊은이의 것과 다를 바 없었다. 그는 계속 말했다.

"나는 약초를 캐어 팔아서 생활하기 때문에 약초에 어려 있는 기운을 알아요. 보통 내가 먹는 약초는 산의 정기가 모여 있는 엑기스 중의 엑기스라 할 수 있소. 그러니 효력이 강할 수밖에 없지."

그제야 자세히 살펴보니 그의 손이며 발에 흐르는 힘이 느껴졌다.

얼굴에도 잔주름 하나 없었다. 외양뿐만 아니라 그는 실제적으로도 젊고 건강했다. 자연 속에서 생활하며 자연의 정기가 서린 약초를 섭취한 힘이 절로 느껴졌다.

실제로 약초는 강한 에너지를 함축하고 있다. 예를 들어 인삼의 경우 최소 4년근 이상을 쓴다. 그 외에도 대부분 다년초로서 여러 해 동안 비바람과 햇빛을 받아 내성이 강해지고 약성을 축적한다. 그렇게 강한 내성이 약성으로 나타나서 에너지를 강화하고 병을 치유한다.

우리가 먹는 음식에도 자연의 엑기스가 담겨 있기는 마찬가지이다. 따라서 음식으로 자신의 인체 내 약한 장부를 강화하면 그것이 약이 되고 자연치유력을 높이는 효과가 있다. 음식도 제대로 궁합을 맞추어 먹으면 약의 효과를 낼 수 있다는 뜻이다. 체질적 병증과 음식의 궁합을 알아보면 다음과 같다.

음식 구별의 음양오행 및 오장육부와의 관계

❶ 간장과 담낭에 영양을 공급하는 음식 궁합

곡식 : 보리, 강낭콩, 완두콩, 밀, 귀리

과일류 : 모과, 사과, 유자, 앵두, 매실, 포도, 딸기

야채류 : 배추, 깻잎, 쑥, 무, 미나리, 신 동치미

밑반찬 : 김치, 깍두기, 무장아찌, 들깨, 식초, 참기름, 들기름

육류와 생선류 : 토끼, 호랑이, 메추리, 청어, 명태, 삼치, 고등어, 참치, 동물의 간과 쓸개

식물의 뿌리와 열매류 : 들깨씨, 참깨씨, 잣

차와 음료수 : 유자차, 사이다, 작설차, 오렌지주스, 쑥차, 오미자차, 들깨차

❷ 심장과 소장에 영양을 공급하는 음식 궁합

곡식 : 수수, 팥

과일류 : 해바라기씨, 자몽, 앵두

야채류 : 상추, 풋고추, 쑥갓, 냉이, 씀바귀, 부추, 우엉, 고들빼기

밑반찬 : 짜장, 고추장, 고추장아찌

육류와 생선류 : 말고기, 염소고기, 참새, 칠면조, 메뚜기, 홍합, 농어, 동물의 심장과 선지

식물의 뿌리와 열매류 : 부자, 대추, 계피, 더덕

차와 음료수 : 커피, 코코아, 홍차, 영지차, 초콜릿

❸ 비장과 위장에 영양을 공급하는 음식 궁합

곡식 : 기장쌀, 피쌀

과일류 : 참외, 멜론, 감, 뽕

야채류 : 고구마줄기, 시금치

밑반찬 : 단무지, 꿀, 설탕, 잼, 엿, 호박잎, 포도당, 호박무침

육류와 생선류 : 양고기, 쇠고기, 양곱창, 뱅어, 잉어, 붕어, 메기, 조기, 대구, 쏘가리, 황어, 동물의 위장과 비장

식물의 뿌리와 열매류 : 땅콩, 고구마, 호박, 연근, 칡뿌리

차와 음료수 : 칡차, 식혜, 꿀차, 구기자차, 두충차

❹ 폐장과 대장에 영양을 공급하는 음식 궁합

곡식 : 현미, 찹쌀, 메밀, 율무

과일류 : 복숭아, 밤, 호도, 야자수

밑반찬 : 마늘무침, 멸치, 박하, 후추, 생강, 겨자, 배추, 샐러드, 달래무침, 파무침

육류와 생선류 : 개고기, 닭고기, 조개류, 전복, 멸치, 오징어, 놀래치, 감성돔, 가물치, 자라, 동물의 허파와 대장

식물의 뿌리와 열매류 : 생강, 인삼, 도라지, 산초

차와 음료수 : 생강차, 율무차, 수정과, 인삼차

❺ 신장과 방광에 영양을 공급하는 음식 궁합

곡식 : 검은쌀, 검은콩, 좁쌀, 쥐눈이콩

과일류 : 수박, 산딸기, 어름

야채류 : 미역, 가지, 김, 파래, 다시마, 콩떡잎

밑반찬 : 소금, 간장, 미역무침, 두부, 다시마가루, 콩잎장아찌

육류와 생선류 : 돼지고기, 황소개구리, 해삼, 굴, 새우, 미꾸라지, 뱀장어, 도다리, 우럭, 광어, 젓갈류, 동물의 생식기와 신장, 방광

식물의 뿌리와 열매류 : 마, 버찌, 머루, 검은팥

차와 음료수 : 두유, 베지밀, 쌍화차, 검은깨차

❻ 삼초에 영양을 공급하는 음식 궁합

곡식 : 옥수수, 녹두, 조

과일 : 토마토. 바나나, 오이, 고사리, 감자

밑반찬 : 된장, 송이버섯무침, 고사리무침, 도토리묵, 마요네즈, 감자튀김, 토마토케첩

육류와 생선류 : 오리고기, 뱀, 오리알, 꿩고기, 번데기, 웅어, 날치

식물의 뿌리와 열매류 : 도토리, 토란, 죽순, 당근

차와 음료수 : 로열젤리, 덩굴차, 알로에, 콜라, 포카리스웨이트, 요구르트, 요플레

이와 같이 체질적 병증에 따른 음식들은 약한 장부를 강화시켜주는 효과를 가지고 있다.

자신이 자각하는 약한 장부가 있으면 가정이나 식당에서 그와 관련된 음식을 신경 써서 먹는 것도 자연치유력에 도움이 된다. 누구에게나 자신만의 입맛이 있지만, 자기 몸이 필요로 하는 영양분을 선택적으로 섭취하는 것이 좋다. 그렇게 해야 체질적으로 건강해지고 에너지가 넘치게 됨으로써 운세가 좋아진다. 좋은 운세는 강한 에너지를 기반으로 형성된다.

체질에 맞는 좋은 음식으로 건강해지고 에너지가 넘치면 그것만으로도 운세가 좋아질 수 있다.

탄수화물 과잉의 시대, 최적의 탄수화물 섭취와 제한 식사법

지금 시대에는 탄수화물이 과잉 섭취되고 있다.

총 칼로리의 60% 이상을 탄수화물의 형태로 섭취하기 때문에 각
종 대사성 질환들이 창궐한다. 적당한 양의 탄수화물을 섭취하는 사
람들은 상관없지만, 과잉 섭취하는 사람들은 혈당 부하가 높은 탄수
화물은 전부 끊는 것이 바람직하다. 주변에 널려 있는 수많은 맛집
들과 유혹적인 음식물은 대개가 탄수화물이다. 탄수화물 과잉은 사
주와 체질로 보면 화기(火氣)이므로 심장병, 죽상동맥경화증, 당뇨병
등의 대사성 질환을 유발시킨다.

탄수화물을 과잉 섭취하는 대상과 탄수화물 제한 식사법

탄수화물을 과잉 섭취하는 대상은 대사증후군을 겪는 사람들, 비
만이 심한 사람들, 당뇨병이 있는 사람들, 심장병 발병 위험이 있는
사람들, 암에 걸렸거나 암 발생의 위험이 높은 사람들 등이다. 이들
은 탄수화물을 과잉 섭취하면 병에 걸리거나 병세가 악화될 수 있
다. 또한 탄수화물을 적절히 처리하지 못해 고혈당 부하가 생기면
에너지가 떨어질 수 있다. 이들이 반드시 지켜야 할 탄수화물 제한
식사법은 다음과 같다.

첫째, 혈당 부하가 높은 음식물인 설탕, 정제녹말, 빵, 베이글, 면
류, 감자, 쌀밥을 제한한다.

둘째, 곡물과 과자류, 빙과류, 과일주스를 피하고 녹말이 적은 생
야채를 많이 섭취한다.

셋째, 감자, 사탕무, 순무 등 땅 밑에서 자라는 채소보다 땅 위의 채소를 많이 섭취한다.

넷째, 일상적으로 섭취하는 탄수화물의 총량을 전체 칼로리의 6분의 1 이하로 줄인다.

녹말이 적은 채소는 양배추, 브로콜리, 케일, 근대, 콜라드, 시금치, 상추, 로메인, 배추, 깍지완두, 셀러리, 오이, 강낭콩, 렌즈콩, 땅콩 등이다.

또 한 가지, 탄수화물을 제한하려면 맵고 짜게 먹는 습관을 바꾸어야 한다. 맵고 짠 음식은 탄수화물의 섭취를 많이 요구하기 때문이다.

사주베이비, 즉 제왕절개와 사주의 관계

"제왕절개를 해도 사주가 그대로 적용됩니까?"

출산을 앞둔 임산부들이 궁금해하는 질문이다. 제왕절개라는 말이 제왕을 만들기 위해 배를 절개하여 아이를 낳는 데에서 유래했다. 서양에서 점성술로 출산일을 잡아 제왕이 될 아이를 만들려고 했던 하나의 방법론이다. 대우주의 영향권 안에 있는 소우주인 인간으로서는 하늘의 좋은 기운을 받기 위해 애쓰는 것은 당연한 정성이고 노력이다.

옛날 명문가에서는 큰 인물을 만들어내기 위해 인위적인 노력을 했다. 지금처럼 제왕절개 수술을 할 수 없었기 때문에 출산일에 사주로 좋은 때를 정해놓고 그 시각에 맞추려고 했다. 산모가 정해둔 시각에 아기를 낳으면 다행이지만, 출산 시기가 빠르면 솜털로 산모의 질을 틀어막아 정해진 시각까지 늦추었다고 한다. 이처럼 제왕절개 기술이 없던 시절에도 하늘의 좋은 기운을 받기 위해 노력했다. 이렇게 사주를 정해놓고 좋은 날과 시간에 태어나게 한 아이가 사주베이비이다. 사주베이비와 제왕절개의 사주의 관계는 다음과 같다.

❶ 무엇 때문에 사주베이비가 필요할까?

신생아는 어머니의 뱃속에서 세상 밖으로 나올 때 천체를 운행하는 태양, 달, 목성, 화성, 토성, 금성, 수성, 지구의 인력과 기에너지를 한꺼번에 받고 사주와 체질을 형성한다. 그래서 기왕에 부모형제들과 잘 조화되며 건강하고 총명한 사주와 체질을 갖춘 신생아를 낳으려면 태어나는 월과 일, 시를 잘 잡는 것이 바람직하다.

❷ 왜 산모의 자궁 안과 자궁 밖의 차이에 따라 사주가 결정될까?

태아는 산모의 배, 자궁, 태막, 양수에 의해 3개의 막과 물로 둘러싸여 외부와 차단되어 있다. 천체 운행의 인력과 기에너지의 영향을 받지 않도록 보호되어 있다. 태아는 첫 번째 막인 산모의 뱃가죽과 두 번째 막인 자궁으로 싸여 있다. 또한 세 번째 막인 자궁 내의 태막으로 보호되고 있다. 그리고 태막 안에는 양수라는 특수한 수분이 있어 모든 공기나 기에너지를 차단한다. 태아는 외부의 천체 인력이나 기에너지를 받으면 죽게 되어 있기 때문이다.

❸ 어떻게 신생아는 외부의 기에너지를 흡수할까?

자궁을 벗어나기 전의 태아는 새로 구입한 컴퓨터 칩과도 같다. 그러다가 자궁 밖 세상으로 나오면 컴퓨터 칩과도 같은 태아에게 음양오행이라는 기에너지가 순식간에 입력된다. 아무리 많은 정보라도 순식간에 저장하는 컴퓨터 칩과 같이 태아는 사주 혹은 체질을 형성하는 기에너지가 입력을 잘 받아들이는 것이다. 그때 입력된 기에너지의 분포도가 사주이고 체질이다.

이상과 같이 신생아의 사주와 체질이 형성된다. 그 결과 태어난 해와 달, 날과 시의 우주의 인력과 지구의 중력이 신생아에게 바이오리듬으로 작용하기 시작한다. 주역과 사주, 체질, 관상, 점성술이 전부 그 원칙에서 출발한다. 그러므로 신생아가 태어난 생년월일시인 사주는 중요한 영향을 미친다. 주의할 점은 아무데서나 사주를 잡고 출산일을 정할 바에는 차라리 편리한 날은 잡는 것이 좋다. 나는 지금까지 수많은 임산부의 제왕절개 날짜, 즉 사주베이비를 위한 사주를 잡아주고 그 결과를 지켜보았다. 그들은 대부분 좋은 사주와 체질의 영향으로 건강하고 총명하며 바르게 성장했다. 따라서 자연분만을 하는 것도 좋지만 산모의 상태가 좋지 않아서 제왕절개를 할 경우면 좋은 월과 날, 시간을 잡는 것이 바람직하다.

제**6**장

난치병을 극복하면
최고의 운세가 열린다

. . .

병든 후에 질병과 싸우는 것은 목이 마를 때 우물을 파거나

전쟁이 일어난 뒤에 무기를 만드는 것과 다를 바 없다.

— 황제내경

1 대사 기능의 장애는 에너지의 수준을 약화시킨다

"운세가 매우 약합니다. 이 정도면 일상생활을 하는 것도 힘들겠습니다."

그렇게 말하자 평소 자주 만나는 J씨는 반발하듯 말했다.

"평소에 사주가 운명예정론이 아니라고 말씀하셨잖습니까?"

"맞습니다. 지금 저는 운명을 말하는 것이 아니고 운세(運勢)를 말했잖습니까? 운세는 한 사람의 에너지의 수준을 말하는 것으로서 운명예정론과는 관계가 없습니다."

그는 고개를 끄덕이면서 말했다.

"사실은 요즘 제가 좀 그렇습니다. 자꾸만 불안하고 초조해서 병원에 가서 종합검진도 받았습니다. 거기서는 아무런 이상이 없다고 하는데, 왜 이리 피곤하고 무기력한지 모르겠습니다. 그래서 그런지 하는 일도 자꾸만 꼬이고 힘들어 죽겠습니다."

그는 얼굴이 거칠고 어두웠고 눈 밑에 다크서클이 검게 형성되어 있었다. 인테리어 사업을 하는 그로서는 대인관계가 많을 터인데,

자각증세보다 타각증세를 아주 심하게 느끼고 있었다. '타각증세'
는 타인이 보아도 증세가 느껴지는 상태로 그 정도라면 무척 심각한
수준이었다. 그는 한숨을 쉬면서 다시 말했다.

"병원에 가면 이상이 없다는데 도대체 왜 이런지 모르겠습니다.
사주상으로 운세가 좋지 않아서 이런 증세가 나타나는 것 아닙니
까? 어떻습니까?"

나는 그의 사주와 체질을 분석해보았다. 그는 소음인부체질에 태
음인주체질로 남자로서는 드물게 몸이 냉한 편이었다. 게다가 소화
기능이 좋지 않고 신경이 예민하여 전체적으로 기력이 많이 떨어져
있는 상태였다. 사주상으로 체질적인 병증이 심해지는 시기에 놓여
있으며 사업적으로 힘들어지면서 더욱 상태가 심해진 것 같았다.

"사주의 문제가 아니라 체질적으로 대사 기능이 떨어져 에너지가
심각하게 약화되어 있습니다. 몸과 마음의 시스템에 약간의 이상이
있다는 뜻입니다."

"대사 기능의 저하가 무슨 뜻입니까?"

그가 다시 물었다.

"대사는 체내에서 영양분을 섭취하여 신체 유지에 활용하고 노폐
물을 배설하는 생리 작용을 말합니다. 대사란 이러한 에너지의 흡수
와 배출을 비롯한 생체 활동을 뜻합니다. 그러므로 대사 기능이 저
하되었다는 것은 심각한 체질적 병증이 있다는 것을 나타내지요. 병
은 아니지만 몸과 마음의 시스템이 일부 파괴되어간다는 뜻입니다."

나는 그에게 대사 기능에 대해 자세히 설명해주었다.

첫째, 대자연의 환경에서 에너지 흡수(빛, 공기, 물, 음식)

둘째, 세포 구축 단위의 합성과 확보(아미노산, 뉴클레오티드 등)

셋째, 세포 구축 단위의 조립(단백질, 핵산, 지질 등)

넷째, 생체 기능에 필요한 분자의 합성과 확보(호르몬, APT 등)

다섯째, 면역을 위한 해독

이상의 대사 기능을 설명해주고 체질적인 문제가 있으면 병증이 생긴다는 것을 알려주었다.

구체적으로 대표적인 대사 기능의 저하 혹은 장애는 대사증후군을 비롯한 비만, 당뇨, 고혈압, 암 등이며 에너지의 불균형이 주요 원인으로 작용한다. 나는 그에게 대사 기능 장애와 관계되는 각종 병증을 설명해주었다.

대사 기능 장애의 결과로 나타나는 각종 병증과 운세의 관계

❶ 몸의 독소와 오염 : 에너지를 떨어뜨리며 운세를 침체시킨다. 비만, 당뇨병, 통풍, 지방간, 아토피, 담석증, 요로결석, 각종 암질환

❷ 혈액 순환 장애 : 에너지를 저하시키며 운세의 흐름을 약화시킨다. 고혈압, 저혈압, 동맥경화증, 현기증, 이명, 부정맥

❸ 내장저체온증과 냉증 : 에너지와 운세의 동반 폭락을 일으킨
다. 만성체증, 수족냉증, 변비, 정력 약화, 생리통, 불임

이상과 같이 많은 질병이 대사 기능과 운세의 에너지와 연관되어
있다.

현대의학에서 밝혀낸 모든 병의 기전은 세포 영양으로 귀결된다.
세포의 영양이 인체 전반의 건강을 좌우한다. '세포 기능 부전'과
'독소 물질'의 두 가지 요인으로 인한 영양 불균형이 아주 중요하기
때문이다. 대사증후군을 비롯한 다른 질병들도 대사 기능과 관련이
있다.

KBS 의학 프로그램 〈생로병사의 비밀〉 '대사증후군, 3명 중의 1
명이 걸린다' 편에서는 "대사증후군은 한 가지가 생기면 다른 증세
도 생기기 쉽다. 또 대사증후군은 포괄적인 대사장애로 당뇨와 고혈
압이 한꺼번에 나타나는 특징이 있다"라고 했다.

서양의학의 기질적 검사로 보면 대표적인 대사성 질환은 비만, 당
뇨, 고혈압, 심장병, 암 등이다. 하지만 체질로 보는 대사 기능 장애
는 체질적 불균형의 상태를 의미하는 것이다.

나는 그에게 대사 기능 저하로 인한 당뇨병과 고혈압, 만성체증을
조심하라고 일러주었다. 그러자 그가 깜짝 놀라는 표정을 짓고는 말
했다.

"사실 제게는 당뇨병과 고혈압이 있습니다. 5년 전부터 나타나기
시작했는데, 별로 심한 상태가 아니라서 약을 먹어 혈당과 혈압을

조절하고 있습니다. 식후혈당 150mg/dl 정도에 혈압은 160 정도를 유지합니다."

"식후에 가슴이 답답하고 속이 불편한 증세는 느껴지지 않습니까?"

"맞습니다. 소화가 안 되는 편이라서 늘 소화제를 달고 삽니다."

"최근에 더 심해졌지 않습니까?"

"그렇습니다. 그런데 어떻게 그리 잘 아십니까? 신기합니다."

나는 대사 기능을 저하시키는 체중과 당뇨, 고혈압은 동시에 나타난다는 원리를 설명해주었다.

대사 기능의 장애가 원인이 되는 당뇨병의 경우, 한의학에서는 이미 2천 년 전 《황제내경》에서부터 기전을 밝혀놓았다. 구체적으로 살펴보면 삼초(三焦)의 기능과 대사를 연관시켜 설명하고 있다. 즉, 삼초의 기능 저하를 대사 기능 장애의 원인으로 보고 있다.

그러한 점은 사상체질의 《동의수세보원》에 전승되어 더 구체적으로 대사 기능의 장애에 관한 기전을 밝혀놓았다. 그 이론을 보면 대사 기능에 영향을 주는 섭생(식생활과 생활습관)의 중요성을 강조하고 있다. 또한 대표적인 대사 기능 장애에 해당하는 당뇨의 기전이 제시되어 있다. 당뇨의 진행 상태를 상초, 중초, 하초로 분류하고 삼초의 기능을 설명한다. 이는 대사증후군인 비만, 당뇨, 고혈압, 암 등의 주요 원인과 엄밀한 의미에서 맥락이 같다.

생물학적 대사 기능은 세포 속의 원형질이 노폐물을 배설하고 새로 영양물을 섭취하여 그 부족을 채우는 것으로서 삼초의 기능과 같다. 따라서 대사 기능 장애와 삼초의 기능 저하는 용어만 다를 뿐 내용이나 작용은 같다.

나는 그에게 당뇨와 고혈압, 체증의 관계를 설명해주고 자연요법으로 치유할 수 있다고 알려주었다. 그는 진지하게 경청한 뒤에 말했다.

"당뇨병과 고혈압, 체증을 자연치유할 수 있다면 열심히 노력하겠습니다. 그런 것들이 생명뿐만 아니라 운세에 영향을 미친다면 선택의 여지가 없습니다. 최선을 다할 생각입니다."

"우선 운동과 식이요법을 하고 만성체증을 내리면 당뇨와 고혈압은 자연치유가 될 것입니다. 마음과 몸이 함께 자연치유에 열정을 쏟아야 하고 반드시 건강해져야겠다는 의지가 굳건해야 합니다."

그는 타고난 체질이 소음인부체질에 태음인주체질이었기 때문에 소심하고 꼼꼼하며 동시에 고지식하고 성실한 성격 그대로 열심히 자연치유를 위해 노력했다. 그 결과, 4개월도 지나지 않아 몸과 마음이 정상화되어 마침내 나쁜 증세들이 완전히 사라졌다.

"몸과 마음이 건강해지니 이제 정말 살맛이 납니다."

그가 나중에 찾아와서 이렇게 말할 때에는 이미 신수가 훤해져 있었다. 그렇게 되면 운세 역시 말할 나위도 없이 좋아져 있다. 충만한 에너지가 발산되면 호박이 넝쿨째 떨어지게 만들 수도 있기 때문이다.

건강과 운세는 같은 개념으로서 상호작용력이 그렇게 나타나는 것이다.

2
 만성체증은
 난치병의 주요 원인이다

"만성체증의 상태입니다."

이렇게 말하면 대부분의 사람들은 무슨 말인지 이해를 못한다. 만성체증이 무엇인지조차 모르기 때문이다. 특히 소화에 별 이상을 못 느끼는 사람들은 황당하게 생각한다.

만성체증은 9미터의 긴 소화관이 정상적인 기능을 다하지 못하는 증세를 뜻한다. 대부분은 잦은 트림, 속이 더부룩한 증세나 소화 기능 장애로 나타나지만 그렇지 않은 경우도 있기 때문이다. 그래서 만성체증에 대해 설명해도 이해를 못하는 경우가 많다.

"체한 적도 없고 별다른 증세를 못 느끼는데도 만성체증이 될 수 있습니까?"

"예, 그렇습니다. 무자각 체증이 거의 60% 이상입니다. 통계적 수치로 나타난 우리나라의 대사성 질환자 1130만 명 중 자각증세를 느끼는 사람은 거의 드뭅니다. 체한 증세는 급체이고 만성체증은 몸에 병증으로 나타납니다."

그렇게 설명하면 이해를 한다.

혈당 400mg/dl 이상까지 오르는 H씨의 경우가 그랬다. 그는 식이 요법과 운동을 하면서 약을 복용하는데도 혈당치가 떨어지지 않는다고 고민했다. 그의 두려움은 컸다. 할 수 있는 노력을 모두 했는데도 혈당 관리가 되지 않는다면 큰 문제였다. 만성합병증은 그렇게 보이지 않게 위험한 작용을 한다.

나는 그에게 만성체증을 내리라고 했다. 그러자 그는 펄쩍 뛰었다.

"체증이라뇨? 소화가 잘 안 되긴 하지만 체한 적은 없습니다."

그에게 체증을 확인시켜준 뒤에 체증을 내리자 그의 혈당도 내려갔다.

"체증이 내려가면서 혈당이 뚝 떨어졌어요. 체증이 혈당을 올린다는 것을 알겠습니다."

그는 필자의 100일간 완전 채식 주문에 동의하고 운동측정기를 구입하여 열심히 노력했다.

그의 혈당은 빠르게 조절되었다. 130mg/dl까지 내리는 데에 한 달도 채 걸리지 않았다. 100일 후 그는 체증을 완전히 내려 약물을 끊고 정상적인 상태에 있다.

이 같은 사례는 흔하게 있다. 체증을 내리고 대사 기능을 항진시키면 췌장이 정상화되고 혈당치도 안정되는 것이다. 그러나 대부분의 사람들은 급체는 이해하면서도 만성체증은 모르는 경우가 많다.

체증은 서양의학에는 없는 증세로서 일반인들에게는 생소하게 느껴질 수 있다. 현대의학에는 체증으로 음식물이나 노폐물이 소화관에 쌓여 있다고 하면 이를 믿는 의사도 없다.

"내시경을 하면 다 보일 텐데 무슨 체증이라는 것이 있습니까?"

이렇게 반문하는 사람도 있다. 그러나 내시경을 하면 소화관이 수축되기 때문에 체증이 보이지 않는다. 보이지 않거나 때론 느껴지지 않아도 당뇨와 만성체증의 관계는 필연적이다. 심각한 췌장의 기능 저하가 곧 체증의 상태이며 동시에 당뇨의 원인이기도 하기 때문이다.

체증의 종류

❶ 급체(급성체증)

음식물이 순간적으로 식도에 얹히거나 막혀 급성으로 나타나는 증세이다. 음식물 자체에 문제가 있는 경우도 있고, 간혹 음식물을 먹는 중에 놀라거나 긴장하면 식도 양쪽에 있는 횡격막이 긴장하여 식도를 조이거나 막아서 생기는 경우도 있다. 그렇게 되면 교감신경이 급항진되어 머리가 아프고 손이 차가워지며 어지럽고 메스껍고 무기력하게 된다.

❷ 만성체증

급체가 반복되면 만성체증이 되거나 특정 증세 없이도 만성체증이 된다. 일반적으로 급체가 되면 3일~7일 이내에 소화관 시스템이 정상화된다. 그러나 급체에 걸릴 때마다 체기가 잠복하는 경우가 많기 때문에 만성체증이 유발된다. 특정 증세 없이 만성체증이 되는 경우에는 약 60% 이상이 무자각으로 증세를 못 느낀다. 그러나 만성체증이 되면 당뇨나 고혈압을 비롯한 각종 질환들이 수반된다. 대사 기능이 저하되기 때문에 비만, 당뇨, 고혈압, 암 등을 비롯한 각종 대사증후군의 온갖 질환이 유발된다.

만성체증의 대표적인 자각 증세(소화관의 불편한 증세가 있다)

- 갑작스레 소화가 잘 되지 않고 뱃속이 더부룩하다. ( )
- 상체에 열감이 일어나며 머리가 무겁고 피로감이 생긴다. ( )
- 음식이 목에 걸린 것 같거나 배가 그득 찬 느낌이 있다. ( )
- 명치 부위가 결리며 답답한 느낌이 들고 불편하다. ( )
- 트림이 잘 나고 속이 메슥거리는 증세가 수반한다. ( )
- 상복부의 타는 듯한 통증이 느껴지고 구역질이 일어난다. ( )
- 아랫배가 더부룩하고 설사 등이 나타나며 속이 불편한 느낌이 있다. ( )
- 이마에 식은땀이 흐르고 뒷목이나 뒷머리에 열이 나며 미세한 통증이 있다. ( )
- 손발이 차가워지고 기운이 없어지며 두통이 나타난다. ( )
- 기분이 우울하고 힘이 없고 나른하며 불쾌감이 일어난다. ( )

체증의 대표적인 무자각 증세(소화관의 불편한 증세가 없다)

- 소화에 별 문제가 없고 뱃속이 더부룩한 증세도 없으면서 배가

나온다. (   )

- 상체의 열감을 못 느끼지만 화가 잘 나며 상기증을 느낀다. (   )
- 음식을 폭식하거나 대식을 하며 트림과 방귀가 잦다. (   )
- 명치와 복부 부위가 단단하게 뭉쳐 있으며 팽만감이 있다. (   )
- 어깨와 등의 근육 경직이 잘 생기며 허리가 아프거나 관절이 약하다. (   )
- 손과 발이 차며 얼굴이나 종아리가 잘 붓는다. (   )
- 기분의 변화가 심한 편이고 조울증이 있으며 자주 피로감을 느낀다.(   )
- 식탐이 많아지며 늘 기운이 없고 피로감이 많다. (   )
- 뒷목이 뻣뻣하고 어깨와 등이 경직되며 뻐근하다. (   )
- 부정적이면서 매사에 비판적인 경향이 있고 성격적으로 밝지 않다. (   )

이상의 증세들 중 10개 이상 체크가 되면 만성체증에 해당한다.

만성체증이 있는 분들에게 물어보면 대개는 내당능(耐糖能) 장애이거나 초기의 당뇨 혹은 중기의 당뇨 상태에 있다. 그 밖에도 각종 난치병에 걸려 있는 경우가 많다.

만성체증이 각종 난치병의 원인이 되는 것은 과거와는 달리 환경오염과 가공음식물로 인해 췌장과 소장, 간과 신장의 기능이 중요해졌기 때문이다. 만성체증으로 영양 불균형이 되면 자연치유가 될 수 있는 병조차도 난치가 된다.

　실제로 췌장과 소장, 간과 신장의 기능이 저하되면 면역성이 약화되면서 온갖 질환을 유발하는 조건이 된다. 대사 기능을 관장하는 췌장과 소장, 간장과 신장의 약화는 인체가 자연치유를 할 수 없는 상태로 만들기 때문이다.

　따라서 각종 질병으로부터 벗어나기 위해서는 만성체증에 걸리지 않도록 음식물의 섭취에 주의해야 한다. 또한 만성체증에 걸려 있을 경우에는 빠르게 자연치유를 하는 것이 바람직하다.

3 사주와 체질로 알 수 있는 당뇨의 자연치유법

당뇨병의 핵심은 인슐린이 아니라 췌장의 기능이다.

당뇨병의 주요 특징들을 보면 췌장과 연관되어 있다. 체내 세포들이 인슐린 저항성을 가지거나 췌장이 인슐린 생성을 약화시키는 것 등이 그러한 현상이다. 췌장은 소화기의 핵심 장부이면서도 동시에 혈당 수치를 떨어뜨리려고 혹사를 당한다. 그런데 자꾸 인슐린에만 주목하기 때문에 당뇨의 기전을 찾기 힘들어진 것이다.

따라서 당뇨의 자연치유법은 정확한 원인을 찾고 췌장을 정상적인 기능으로 복원하는 것을 원칙으로 한다. 왜 대사 기능이 떨어지며 췌장의 기능이 저하되는지를 알고 원인을 제거하면 당뇨가 사라지기 때문이다.

"당뇨병은 명의도 필요 없고 평생 관리해야 할 병입니다."

대부분의 사람들은 이구동성으로 이렇게 말한다.

현대의학으로도 당뇨병은 고칠 수 없고 관리만 가능하다고 규정되어 있다. 하지만 당뇨병은 분명히 자연치유가 될 수 있다. 나는 당뇨병과 만성합병증으로 오랜 세월 병마로 고통을 받으셨던 어머니를 지켜보면서 연구를 했다.

어머니는 분명히 자연치유가 가능했는데, 양방병원에서 주사를 맞다가 패혈증으로 갑자기 돌아가셨다. 의료사고일 수도 있었지만 워낙 연로하셨던 탓에 어떻게 할 수가 없었다. 나는 어머니가 돌아가신 뒤 49일 동안을 매일 슬픔에 젖어 만취 상태로 있으면서 굳게 결심했다. 당뇨 연구에 전념하여 반드시 '당뇨 없는 세상'을 만들겠다고 하늘에 우러러 맹세했다. 당뇨 완치의 꿈이 내 인생의 목표이다.

당뇨의 자연치유법

당뇨병은 분명히 완치가 가능한 식원병(음식으로 인한 병)이다.

사주와 체질로 보면 당뇨병의 자연치유법을 알 수 있다. 또 사상체질의 원전 《동의수세보원》을 보면 당뇨 완치의 기전이 나와 있다. 이 책에는 체질적 불균형을 췌장의 기능을 복원시킴으로써 완치에 이르는 방법이 나와 있다. 그런데 현대의학에서는 당뇨병을 불치로 규정한다. 어느 이론이 맞을까? 당연히 자연요법으로 당뇨 완치가 되는 것이 맞다.

모든 병은 궁극적으로 완치에 이른다. 다만 정확한 기전을 찾지 못하여 불치가 되는 경우가 있다. 19세기 이전의 수많은 불치병들이 지금은 완치가 된 사례들을 보면 충분히 알 수 있는 사실이다.

　모든 병은 원인을 제거하면 완치가 된다. 《동의수세보원》의 당뇨병 기전으로 당뇨 완치는 충분히 가능하다. 그래서 나는 당뇨병을 낫게 하는 건강기능식품을 개발하여 '당뇨 없는 세상'을 만들고자 노력하고 있다. 요컨대 당뇨는 자연요법과 더불어 당뇨기능성식품으로 반드시 완치할 수 있는 것이다.

사주와 체질로 보는 당뇨병을 유발하는 원인과 자연치유법

❶ 교감신경 항진증

　음기(陰氣, 부교감신경)가 약하고 양기(陽氣, 교감신경)가 강한 체질은 스트레스로 인한 교감신경 항진증이 잘 되며 당뇨병을 유발하는 주요 원인이다. 교감신경이 항진되면 가장 먼저 영향을 받는 것은 소화관의 수축이다. 또한 식도와 횡격막이 긴장함으로써 대사 기능이 저하되며 췌장의 기능이 약화되어 당뇨병이 시작되는 것이다.

　자연치유법 : 교감신경 항진증이 일어나기 쉬운 사주와 체질은 음기를 보강하는 식이요법과 식품요법, 약초요법을 실행하면 효과적으로 자연치유가 된다. 단, 음기와 양기의 균형을 잡아주면서 췌장의 기능을 강화하여야 효과적이다.

❷ 면역 체계의 이상

　체질적으로 음기와 양기의 불균형이 심하면 자율신경이 무너진다. 교감신경이 항진되면 림프구에 비해 과립구가 과잉 활성화된다. 이와 동시에 길항 작용을 하는 부교감신경이 저하되어 소화 기능이 저하되고, 췌장의 기능에 과부하를 주며 약화시킴으로써 당뇨가 유발된다.

자연치유법 : 음기와 양기의 불균형이 심한 체질은 균형을 잡아주고, 동시에 췌장의 기능을 강화시키는 식이요법과 식품요법, 약초요법 등을 실행하면 자연치유가 된다. 사주와 체질로 약한 장부를 강화하는 일도 병행하는 것이 효과적이다.

❸ 대사 기능의 저하

체질적으로 동물성 식품이 맞지 않는데도 지나치게 동물성 식품을 많이 섭취하면 영양 불균형이 생긴다. 단백질과 지방, 탄수화물은 과잉 공급되고 효소, 미네랄, 비타민은 결핍되는 현상이다. 그렇게 되면 체내의 대사 기능이 저하되고 소화관의 기능이 저하되며 췌장의 기능이 약화되어 당뇨가 온다.

자연치유법 : 사주와 체질에 맞는 식단으로 변화시키는 것이 우선적으로 필요하다. 체질에 맞지 않는 음식은 영양 불균형을 초래하기 때문이다. 따라서 효소와 미네랄, 비타민을 보충하고 췌장의 기능을 강화시키는 식이요법과 식품요법, 약초요법을 병행하는 것이 효과적이다.

❹ 상기조열증

선천적으로 상기증이 생기기 쉽게 되어 있는 사주와 체질이 있다. 심한 상기증은 피가 머리로 쏠리게 함으로써 체내 어혈이 많아지며 내장저체온증을 유발한다. 그렇게 되면 체내의 수분이 부족해지며 췌장의 기능이 약화되어 당뇨를 유발한다.

자연치유법 : 상기증이 생기기 쉬운 체질을 개선시키는 것이 우선적으로 필요하다. 심한 상기증의 경우, 조열증이 수반되며 내장저체온증이 된다. 그렇기 때문에 상기증을 우선적으로 해소시키고 내장저체온증과 췌장의 기능을 강화하면 자연치유가 된다. 식이요법과 식품요법, 약초요법을 실행하는 것이 효과적이다.

❺ 내분비계의 이상

선천적으로 내분비계가 약한 것은 사주와 체질에 나타난다. 그런 체질인데도 내분비계를 강화시키지 않으면 내분비계의 이상으로 체내의 항상성이 무너지면서 각종 조절 시스템의 이상을 초래한다. 혈당 조절이나 혈압 조절, 소화관의 음식물 통과와 소화, 흡수의 조절까지 문제가 생기며 당뇨를 유발한다.

자연치유법 : 내분비계가 약한 체질을 개선시키는 것이 우선되어야 한다. 내분비계가 안정되어야 체내의 항상성이 유지되고 각종 조절 시스템이 안정된다. 내분비계를 안정시키고 췌장을 강화시키는 식이요법과 식품요법, 약초요법을 통합적으로 실행하면 자연치유가 된다.

이상의 자연치유법은 기존의 것과 근본적으로 다르다. 사주와 체질로 당뇨병의 다양한 원인들을 찾아 개인별 맞춤으로 자연치유가 되기 때문이다.

무슨 병이든 근본적인 원인을 제거하면 자연치유가 될 수 있다. 당뇨병도 마찬가지이다. 사주와 체질을 알고 그에 맞는 자연치유법을 실행하면 그만큼 효과적으로 자연치유가 될 수 있다.

4. 당분과 지방질 성분의 충돌을 피하라

"음식물의 성분도 서로 충돌하는 교통사고를 일으킵니다."

그렇게 말하면 의아해하는 분들이 많다. 즉시 반문하는 사람들도 있다.

"음식이 맞거나 맞지 않다는 말은 들었지만, 어떻게 음식물이 충돌할 수 있습니까?"

나는 그런 분들에게 음식물이 소화와 흡수 과정에서 대사 충돌을 일으키는 원리를 설명해준다.

예를 들어 육류를 먹은 뒤 속이 든든한 이유를 이해하면 쉽다. 기름기가 많은 육류의 경우, 위장의 유문(위장 아래의 문)이 천천히 열리기 때문이다. 술안주로 육류가 좋은 이유도 마찬가지이다. 위장의 유문이 천천히 열릴수록 알코올 흡수가 느려지기 때문에 취기가 빨리 오르지 않는다. 또한 알코올이 육류의 섬유질에 흡수되어 약화되는 이유도 있다.

그렇기 때문에 음식물이 화학 성분상 복잡하면 소화관의 기능이 저하되는 교통사고가 일어난다. 음식물 대사를 살펴보면 그러한 사실을 알 수 있다. 음식물 성분의 대사 작용은 다음과 같은 식으로 일어난다. 당질대사로 포도당을 이용한다. 지방질대사로 지질 분해가 이루어진다. 단백질대사로 단백질을 분해한다. 전해질대사로 혈액 삼투압 작용이 일어난다. 이들 대사는 성분이 각기 다르지만 가장 핵심은 췌장이 관장한다.

그래서 췌장의 기능이 좋아야만 내분비와 외분비의 활동을 제대로 할 수 있고 대사 기능이 정상적으로 작동한다. 그런데 이러한 췌장의 기능에 과부하가 걸리는 조건이 당질대사와 지방질대사의 충돌이다. 당질과 지방질은 인체에 꼭 필요하다. 하지만 대사 과정에서 이 두 개의 성분이 한꺼번에 밀려들면 그만큼 췌장의 기능이 약화된다. 특히 다량의 동물성 지방질과 당질은 췌장의 기능을 혹사시키기 쉽다.

당뇨에 대한 식이요법으로 당질대사제한식과 지방질대사제한식을 비교 검토하면 그러한 사실을 확인할 수 있다. 당질대사제한식은 전통적으로 곡류를 주식으로 하는 아시아의 일본에서 창안된 식이요법이다. 당질을 전혀 먹지 말라는 식이요법이다. 그 방식대로 하면 실제로 혈당이 떨어지고 당뇨가 자연치유된다는 과학적 데이터가 있다.

반면에 지방질대사제한식은 전통적으로 동물성 육류를 주식으로 하는 북미의 미국에서 창안된 식이요법이다. 지방질을 전혀 먹지 말라는 식이요법이다. 미국에서 오랫동안 실험하고 검증된 방식으로서 실제로 혈당이 떨어지고 당뇨가 자연치유된다는 과학적 데이터가 있다.

이처럼 당질제한식과 지방질제한식을 하는 이유는 췌장이 그들을 한꺼번에 소화시킬 때 받는 혹사를 줄이기 위함이다. 실제로 과학적 실험과 검증 결과를 보면 그러한 사실을 확인할 수 있다. 그러나 문제는 실험 기간을 떠나서 계속 당질이나 지방질을 제한하는 것이 사실상 불가능하다는 점에 있다.

이에 비해 사주와 체질로 살펴본 췌장의 기능으로 보면 당분과 지방질을 따로 섭취하면 별 문제가 없다는 결론이 나온다. 사주와 체질로 보면 췌장의 축(丑)은 오행상 토(土)이지만 습한 토이다. 반면에 비장의 미(未)는 오행상 동일한 토(土)이지만 따뜻한 토의 성질이 있다.

소화를 위해서는 비장과 췌장이라는 이 두 개의 토(土)가 균형을 잡아야 하는데, 배가 찬 체질의 경우에는 지방질의 대사를 잘하지 못하기 때문에 췌장이 혹사를 당한다. 배가 찬 체질은 췌장이 약하기 때문이다. 반대로 배가 뜨거운 체질은 비장이 약해지기 때문에 상대적으로 췌장의 기능을 약화시킨다. 그래서 체질적으로 비장과 췌장이 균형이 깨어진 상태이면 소화에 부담을 주는 동물성 육류와 당질을 한꺼번에 섭취하지 말아야 하는 것이다.

또 한 가지 이유로서 당질대사와 지방질대사의 충돌은 췌액과 담즙의 문제로 나타나기 때문이기도 한다. 췌액은 당질을 소화시키지만, 지방질의 연화를 담당하는 담즙 분비가 저하되면 과부하에 걸린다. 당질과 지방질을 한꺼번에 소화시킬 수 없기 때문에 기능이 떨어진다. 그렇게 되면 전체적인 소화관의 기능이 저하되며 대사 기능도 저하되는데, 그 정도의 상황이 되면 당뇨의 초기 상태가 된다. 당질과 지방질을 동시에 섭취하면 췌장의 기능은 자연 약화되기 때문이다.

그런데 당뇨가 많이 발생하는 아시아 각국의 먹거리 문화는 어떠한가? 서구의 육류 문화가 유입되면서 엄청난 양의 동물성 지방질을 섭취하면서도 당질은 그대로 섭취한다. 예를 들어 우리나라 사람들의 식사 습관은 육류를 먹은 뒤 꼭 밥이나 냉면을 추가로 먹는 경우가 많다. 아시아의 다른 나라들도 사정이 크게 다르지 않다. 게다가 각종 가공육류와 냉동육류까지 섭취함으로써 췌장을 더욱 혹사시킨다.

일가족 대부분이 당뇨를 겪고 있는 가정의 식단을 조사해보면 이러한 사실을 확인할 수 있다.

"가족들이 모두 육류를 좋아하시죠?"

대부분은 그렇다고 대답한다. 구체적으로 물어보면 육류를 섭취한 뒤 반드시 밥을 먹어야 식사를 한 것 같다는 대답도 한다. 그렇게 췌장을 혹사한 결과가 당뇨병을 비롯한 각종 병을 유발시킨다. 따라서 당질과 지방질 성분의 분리를 해야 건강을 유지할 수 있게 되는 것이다.

당분과 지방질 성분의 충돌을 피하는 식사법

당질과 지방질 성분의 충돌을 피하라고 해도 대부분은 이해를 잘 하지 못한다.

예를 들어 나는 한방역학 강의를 마친 뒤 한의사들과 저녁을 함께 먹곤 하는데, 처음에는 그 형태가 육류를 섭취하면서 반주를 하고 나서 된장찌개로 밥을 먹는 식이었다. 또 육류를 섭취할 때에도 한 사람당 1인분(150~200그램)을 시켜 먹은 후에 추가 주문을 했다.

"육류를 섭취하실 때에는 당질을 분리시켜야 합니다. 된장찌개와 밥을 같이 먹지 말고 채소와 고추, 마늘, 양파나 파슬리를 많이 드시는 것이 좋아요. 또 육류는 한 사람당 100그램이면 충분합니다. 그 이상은 흡수도 힘들고 괜한 낭비입니다."

"그렇게 먹으면 충분하지 않습니다. 아무리 고기를 먹어도 밥을 먹어야 제대로 먹은 것 같습니다. 육류도 최소한 1인분은 먹어야지, 100그램으로는 부족할 것 같습니다."

그렇게 반발하는 한의사도 있었다. 그러나 몇 번 식사를 하면서 당분과 지방질 성분을 분리한 방식의 효용을 체감하면 어느새 적응하고 육류도 1인분(150그램) 이내로 섭취한다.

"처음엔 그것이 힘들었습니다. 그런데 그렇게 섭취한 후로 속도 편하고 몸도 좋아지는 것을 느끼겠더군요. 육류도 이젠 1인분 이상은 받지 않습니다. 그전에는 가족식사를 하면 4인 기준 5인분이나 6인분을 먹었습니다. 그런데 이제는 3인분이면 충분합니다."

많은 사람들이 그렇게 말한다. 단, 당분과 지방질 성분을 분리하기 위해서는 기본적으로 하루에 한 번은 완전 채식을 해야 한다. 그러자면 채소의 종류에 대해 잘 아는 것이 필요하다.

나는 완전 채식을 하는 방법을 이렇게 말한다.

"당질인 곡류를 비롯한 빵, 과자를 먹을 때에는 철저히 생야채를 겸하는 것이 좋습니다. 종류로는 미니코스, 비타민, 양상추, 로메인, 청상추 순으로 수분이 많은 채소를 드시는 것이 좋습니다. 또 부드러운 시금치나 버섯류도 좋고요. 완전 채식을 할 때 버섯은 나무에서 난 고기라고 생각하십시오."

그렇게 알려주고 습관화시키면 그 다음부터는 당질과 지방질 분리가 쉬워지고 모두 만족해한다. 그렇게 당질과 지방질 성분을 분리시키는 것이 당뇨를 비롯한 각종 생활습관병에 최고로 효과적인 기본 식이요법이다.

5 췌장을 살리는 식이요법과 천연약초요법, 건강식품요법의 통합적 요법

"췌장을 살리려면 최대한 소화기에 부담을 주지 않아야 합니다."

"선생님, 맞는 말씀입니다. 소화기가 부담을 느끼면 췌장이 약화되어 체중도 잘 걸리고 당뇨도 심각해지는 것을 저는 오래전부터 알고 있었습니다. 친정아버지의 심각한 당뇨병을 제가 식이요법과 영양요법으로 고친 적이 있습니다."

"쉽지 않으셨을 텐데 어떻게 하셨습니까?"

"제 몸이 좋지 않아서 자연요법 공부를 나름대로 한 것이 도움이 되었어요. 아버님을 제가 직접 모시고 현미야채식과 건강식품 보충제를 복용시켰습니다. 육류, 채소, 밥, 밀가루 음식 등 온갖 종류를 섞어 식사하시는 것을 금지시키고 단순하게 채식 위주로 한 것이 효과가 있었습니다. 게다가 건강식품을 보충제로 한 것도 효과가 있었던 것 같습니다."

그녀의 말을 듣고 있다가 다시 물었다.

"당뇨가 완치되었다는 판정을 정확하게 받았습니까?"

"물론입니다. 아버님 친구분들 중 당뇨가 심한 분들도 제가 방법을 알려줘서 몇 분이나 완치시켜드렸어요. 당뇨 완치는 그리 어렵지 않습니다. 식이요법을 하고 영양요법으로 건강식품을 잘 선택하여 보충하면 당연히 완치가 됩니다."

나는 웃으면서 말했다.

"그럼 당뇨도 완치가 된다는 것을 널리 알리게 자연요법사로 활동하시면 어떨까요? 그보다 더 좋은 일이 어디 있겠습니까? 세상에서 당뇨를 불치라고 하는데 완치된다고 하면 최고의 희소식일 텐데요."

그녀는 고개를 저으면서 말했다.

"사람들이 당뇨는 불치라고 굳게 믿고 있어서 제 말을 믿지 않습니다. 얼마나 완고하게 당뇨를 불치라고 믿는지 몰라요. 식이요법을 하라고 알려줘도 제대로 이해하지 못하고 지키지도 않습니다. 더군다나 건강식품으로 보충해야 한다면 장사꾼으로 오해까지 하니, 함부로 당뇨 완치가 쉽다는 말을 할 수도 없습니다. 사기꾼 소리를 듣기 십상이니까요."

한때 심각한 만성체증으로 고통을 받다가 건강을 회복한 K여사와 나눈 대화 내용이다.

그녀는 한때 심한 체증으로 식사를 하지도 못할 정도로 상태가 좋지 않았다. 나는 그녀에게 식이요법과 건강식품요법을 알려주어 그 증세에서 벗어나게 도와주었다. 그녀는 자연요법을 공부했기 때문에 기본 지식도 많았고 이해도 빨랐다. 그래서 나는 그녀가 친정아버지를 비롯한 여러 사람들의 당뇨 완치를 도와주었다는 사실을 믿는다.

당뇨병은 췌장을 살리고 대사 기능을 정상화시키면 자연적으로 사라진다. 나 역시 수많은 당뇨병 환자들에게 식이요법을 비롯한 영양요법을 알려주며 지도를 했다. 이를 통해 많은 사람들이 당뇨 완치가 되는 것을 지켜볼 수 있었다.

췌장을 살리는 방법은 그리 복잡하거나 어렵지 않다. 췌장을 이해하기 위해서는 심각한 먹거리 문화와의 관련성을 알아보아야 한다. 먹거리 문화는 당뇨병뿐만 아니라 각종 생활습관병과 관련이 깊다. 먹거리 문화와 건강의 관계를 살펴보자.

1970년 이전만 해도 당뇨는 전체 인구의 1% 미만으로 드물었고 생활습관병이라는 개념도 없었다. 그런데 1990년대 이후 맥도날드, 버거킹, KFC, 배스킨라빈스, 수입산 냉동육과 치즈 등이 대거 침공했다. 외식산업에서도 전통한식의 텃밭이 무너질 정도로 식단이 복잡해졌다.

세계의 음식들이 먹자골목을 채우고 있고, 가정식도 각종 육류와 가공식품으로 넘쳐나기 시작했다. 그래서 소화기관이 혹사를 당하게 되었고, 췌장 역시 서서히 약화되어 기능을 잃어가기 시작했다. 당뇨병이 1990년대부터 폭증한 것이 그 주된 증거이다. 육류 중심의 지방질과 당질의 식단이 늘어나면서 췌장을 혹사시켜 당뇨병이 늘어나게 된 것은 당연한 현상이었다.

지금은 우리나라에서 총체적으로 소화관의 과부하에 의한 '당뇨 대란'이 일어나고 대사성 질환의 천국이 되고 있다. 따라서 먹거리 문화의 심각한 상황을 타개하고 췌장을 살리는 자연요법이 절실히 요구된다.

췌장을 살리는 3단계 통합적 요법의 프로그램

1단계 : 동물성 육류를 제한하고 지방과 당질의 충돌을 해소하는 식이요법

육류의 과다 섭취와 당질의 중독으로부터 벗어나야 한다. 췌장이 감당할 수 없을 정도의 기름진 식습관은 소화관 전체를 혹사시킨다. 그렇게 되면 단백질과 지방질, 당질의 과잉 현상이 생기며 영양 불균형이 일어난다. 또한 체내 효소는 심각한 타격을 받는다.

췌장의 혹사로 효소 생성이 약화될 뿐 아니라 효소의 감소로 대사 기능의 저하가 초래되기 때문이다. 실제로 효소가 부족하여 생기는 증상은 당뇨의 증세와 유사하다. 모든 생명 활동 중에서 소화 활동에 가장 많이 소모되기 때문에 그 영향력이 강하다.

과식과 폭식, 동물성 단백질과 지방의 과다 섭취, 기름과 설탕의 무절제한 섭취는 체내 효소 절대량의 감소를 촉진시킨다. 이러한 식생활은 효소의 부족을 초래하여 합병증의 위험성을 높인다. 따라서 1단계에서는 단백질과 지방, 당질을 제한하는 식습관을 가져야 한다. 또 지방과 당질이 충돌되지 않도록 분리하여 섭취하는 것이 바람직하다.

2단계 : 대자연의 정기(精氣)를 함유한 천연약초요법

1단계를 철저히 지키면 췌장의 기능이 좋아질 수 있다. 그러나 사회생활을 하면서 1단계를 철저히 지키기란 쉽지 않다. 그럴 경우, 생명력을 부활시키는 자연의 힘이 담긴 천연약초요법을 실행하는 것이 좋다. 짓밟혀도 뽑혀도 왕성하게 자라는 약초의 생명력은 대단하다. 그 같은 약초의 생명력이 그대로 약효가 되기 때문에 췌장을 살리는 힘이 강력하다. 심각하게 손상된 췌장의 기능을 복원시키는 데에는 매우 효과적이다. 천연약초요법은 차나 약초효소 엑기스 등으로 섭취하는 것이 효과적이다. 단, 1단계에서 효과가 느리거나 아예 없는 경우에는 전문가의 도움을 받아 천연약초요법을 실행하는 것이 바람직하다.

3단계 : 영양 불균형을 해소하는 효소와 미네랄, 비타민을 보충하는 건강식품요법

1단계와 2단계를 실행했다고 해도 완벽하게 효과적인 자연치유를 위해서는 건강식품요법이 필수적이다. 췌장을 강화시키기 위해 효소만을 섭취하는 것은 의미가 없고, 미네랄과 비타민을 섭취할 수 있는 건강식품이 필요하다. 효소가 활성화되려면 미네랄 섭취가 늘어나야 하고 비타민도 반드시 필요하다. 이들 성분의 결핍이 해소되어야 효소의 활동력이 강화된다. 효소는 생명 활동과 건강의 파수꾼이다. 효소의 활동력이 왕성하게 일어나면 췌장의 기능이 좋아지며 전체적으로 대사 기능이 강화될 수 있다.

절대적으로 필요한 건강식품요법

미네랄에 관한 놀라운 진실이 있다.

1936년 제74차 2회기 미국 상원의 영양문제특별위원회 보고서 문서번호 264호에 중요한 내용이 담겨 있다. 핵심적인 내용은 오늘날 대부분의 토지에는 영양물이 고갈되어 그 땅에서 자라나는 식품들도 미네랄이 부족한 채 생산된다는 점이다. 그렇기 때문에 오늘날 대부분의 생산물들이 적정한 미네랄의 균형을 갖추고 있지 못하다.

땅에서 수확되는 음식물과 과일, 야채, 곡물에 더 이상 필요한 양의 미네랄이 포함되지 않았다는 것은 인체의 영양 불균형의 주요 원인이 무엇인지를 알려준다.

미네랄 결핍에 따른 문제는 심각하다. 오늘날의 과일, 야채, 곡물, 달걀, 심지어 우유와 고기들까지 미네랄이 부족하다는 것이 연구소의 실험에 의해 증명되었다. 그러니 필수 미네랄의 결핍으로 병에 걸릴 수 있다는 점이 문제가 된다.

실제로 관계 당국에 따르면 미국 사람들의 99%가 미네랄이 부족한 상태이고, 필수 미네랄의 결핍이 병을 유발하고 있다. 더욱이 미네랄이 부족하면 비타민도 쓸모없고 효소도 활성화할 수 없다는 것이 문제의 심각성을 일깨운다. 비타민은 영양물에 있어 필요 불가결한 복잡한 화학물질이지만 미네랄이 결핍되면 작용력이 떨어진다. 비타민은 체내의 미네랄 비율을 조절하는데, 미네랄 결핍 상태에서는 비타민도 제 기능을 다하지 못하기 때문이다.

비타민이 부족할 때 인체는 미네랄을 사용할 수 있다. 그러나 미네랄이 부족해지면 비타민은 쓸모없게 된다. 그렇기 때문에 오늘날 체질적인 균형을 위해 다른 영양 성분도 중요하지만 건강식품요법이 절대적으로 요구된다.

미국이 세계적인 '건강식품 천국'이 된 계기에는 미국 상원의 영양문제특별위원회 보고서가 밀접한 관계를 가지고 있다. 미국은 세계 어느 나라보다 영양학적 보충제인 건강식품이 가장 잘 발달되어 있다. 현재까지 나온 건강식품의 종류만 해도 10만 가지 이상이라고 한다.

《노화와 질병》(레이 커즈와일, 테리 그로스만 공저)을 쓴 테리 그로스만은 스키 슬로프에서 심각한 무릎 부상을 입었다. 그는 최고의 정형외과의를 찾아가서 치료를 받기 시작했다. 하지만 몇 차례나 치료를 받아도 무릎의 통증은 완전히 가시지 않고 여전히 남아 있었다. 그때 대체의학적인 조언을 받고 프랑스 남부에서만 자라는 특정 소나무의 내피에서 추출한 식물 조제 캡슐을 복용했다. 그는 기존 의학에 대해 배신자가 된 심정으로(금단의 열매를 따먹은 아담과 이브처럼) 그 캡슐을 3개월 동안 복용했다. 그러자 1년 반 이상 고통을 주었던 무릎의 통증이 감쪽같이 사라졌다.

그는 혹시 플라시보효과가 아닌지를 확인하기 위해 캡슐 복용을 끊어보았다. 그러자 무릎의 통증이 다시 맹렬하게 되살아나는 것을 느꼈다. 그는 몇 번이나 복용하다가 끊었다가 다시 복용하는 과정을 통해 효과를 확인한 뒤 마침내 그 추출물을 꾸준히 복용하여 무릎의 통증을 완치했다.

그는 그러한 경험을 통대로 영양요법을 연구했고 임상의학적으로 활용했다.

그는 이렇게 말했다.

"지식과 이해가 증대됨에 따라 나는 환자들에게 기존의 치료법에 덧붙여 식단의 변화나 영양학적 보충제(건강식품)를 포함한 새로운 치료법을 제안하기 시작했다. 대부분의 환자들이 새로운 시도를 반겼다.[2] 환자들은 처방약만으로 치료를 받았을 때보다 조합 처방을 통해 훨씬 더 좋아졌다. 나는 지난 10년 동안 배우고 깨우친 영양학 처방을 통해 심각한 만성질환을 앓는 환자 수천 명을 치료했다."

이로 미루어볼 때 영양보충제인 건강식품을 섭취하는 것은 바람직한 선택이다.

나는 사주와 체질을 알고 그에 맞는 보충제인 건강식품을 오랫동안 연구했다. 직접 다양한 건강식품을 섭취하면서 건강기능식품을 개발하기도 했다. 그 과정과 결과를 통해 확인한 건강식품요법의 효과는 놀라웠다. 기존의 어떤 치료보다 실질적인 자연치유 효과가 뚜렷한 것을 수없이 확인했다.

따라서 건강식품요법은 자연치유력을 높이는 필수적인 선택인 것이다.

---

2) 테리 그로스만의 개인적 경험은 결코 독특한 것이 아니다. 미국의학협회의 공식 학술지 《JAMA》에 실린 최근의 한 논문에 따르면, 1997년 미국인의 46.3%가 대체의학의 진료를 받았다고 한다.

T I P

몸과 마음을 살리는 건강기능식품의 올바른 선택

"밥이 보약이다."

지금부터 100년 전인 조선 후기만 해도 보통 사람들의 식사는 하루 두 끼였다. 그것도 육류는 보기 힘들고 채식으로 겨우 끼니를 때우는 식이었다. 그러니 대개의 병들은 영양 부족에 의한 것들이었다. 외감병(外感病)으로 역병이라 불리는 전염병이 돌면 떼죽음을 당하기 일쑤였다. 평균수명이 남성 40세, 여성 41세였으니 의학적인 혜택이나 영양 공급은 턱없이 부족했다. 그래서 병이 들면 '밥이 보약'이 될 수밖에 없었다. '밥 잘 먹으면 건강하다'라는 식으로 기본적인 영양 보급에 급급했다. 하지만 지금 시대에도 그 말이 과연 맞을까? 지금은 밥만으로는 영양 균형을 잡는 것이 턱없이 부족하다. 영양 부족의 시대가 아니라 영양 과잉으로 인한 불균형이 주요 병인으로 되어 있기 때문이다.

그러면 지금 시대의 건강 경영은 어떻게 하는 것이 바람직할까? 우선 영양 불균형을 해소하는 식이요법을 해야 하며, 반드시 영양요법을 적용하는 것이 절실히 요구된다. 현대인의 생활 패턴과 먹거리 문화, 강력한 스트레스는 엄청난 양의 에너지를 필요로 한다. 과거의 육체노동이 밥 중심의 탄수화물을 필요로 했다면 현대의 정신노동은 미네랄 중심으로 바뀌어야 한다.

과거의 유기농법 시대에는 공해와 환경오염이 없어서 과일과 채소류, 곡류가 충분한 미네랄을 공급했다. 하지만 지금은 어떠한가? 엄청난 분량의 설탕과 가공식품, 냉동식품, 농약과 화학비료의 대량 살포로 미네랄이 결핍되고 있다. 또한 효소와 비타민의 보충도 충분히 이루어져야 한다. 따라서 현대인의 건강을 위해서는 건강기능식품은 선택이 아니라 필수 사항이다. 세포의 영양뿐 아니라 영양 불균형을 해소하기 위해 건강기능식품을 섭취하는 것이 절대적으로 요구된다. 특히 사주와 체질에 따른 몸과 마음을 살리는 자연요법으로서 건강기능식품은 반드시 필요하다. 체질적으로 건강이 넘치도록 에너지의 수준을 높이고자 할 때 건강기능식품을 통해 몸과 마음을 최적의 상태로 만들 수 있기 때문이다.

특수한 효과를 나타내는 통합적 요법의 건강기능식품

사주와 체질을 알면 건강기능식품을 선택하기 쉽다.

나는 당뇨를 자연치유하는 건강기능식품인 '당-키안'을 한국당뇨체질협회와 공동으로 연구하여 효능을 실험하고 검증한 바 있다. '키안바이오텍'에서 판매하는 당-키안은 췌장을 살리는 통합적 요법으로 만들어져 있다. 누구나 섭취 가능한 보편적 건강식품이 아니라 특수한 보충제로서의 건강기능식품이다. 이것은 사주와 체질에 따른 당뇨의 기전에 맞춘 것이기 때문에 효과가 있다.

당뇨병의 경우, 건강 보조를 위한 식품은 큰 의미가 없다. 당뇨 완치를 위한 특수 보충제로서의 건강기능식품이라야 가치가 있다. 다른 건강기능식품도 마찬가지이다. '이것은 어디 어디에 좋다고 하더라' 식의 선택은 실제적인 의미가 없다.

사주와 체질에 맞고 몸과 마음의 병증에 적합한 건강기능식품의 선택에 따라 효과가 결정되는 것이다. 무조건 좋다는 식의 보편적 보충제인 만병통치 식품의 시대는 끝났다. 지금은 개별 맞춤으로 사주나 체질에 따른 기능이 뚜렷한 건강식품을 선택해야 하는 시대이다. 현대인에게 부족하기 쉬운 미네랄과 효소, 비타민 성분이라고 해도 자신의 사주와 체질에 맞을 때 제대로 된 건강식품의 기능을 할 수 있다. 따라서 자연의학으로서의 임상영양요법을 사주와 체질에 맞게 선택하고 건강 경영에 적용시키는 것이 바람직하다.

제 7 장

꿈과 희망을 찾아주는
한국의 바이오코드

. . .

두 가지 교육이 있다. 그 하나는 남에게서 받는 것이며,
또 하나는 정말 중요한(!!) 스스로 하는 교육이다.

— 기번

1 사주와 체질의 과학적 유의성과 검증

사주학의 기본적인 원리는 매우 과학적이다.

동서양의 과학계에서도 그러한 사실은 직간접적으로 이미 인정하고 있다. 서양은 바이오리듬으로 사주의 과학성을 입증했고, 한국에서는 사주와 체질의 바이오코드를 정립했다.

바이오코드, 즉 생체리듬은 각 개인이 고유한 생체적 리듬을 가지고 있다는 서양식 이론이다. 타고난 생년월일을 통해 바이오코드를 알아보는 방식은 사주와 체질의 원리와 동일하다. 그러나 한국의 바이오코드인 체질은 가히 세계적으로 유일무이한 독보적 영역이다. 세계의 어떤 나라도 체질을 임상의학적으로 활용하는 경우가 없기 때문이다.

한의학의 발상국이라는 중국에서도 체질의학은 아직 미개척 분야이다.

나는 지난 1998년 10월 24~25일 중국중의약학회가 주최하여 열린 제3차 국제전통의학 및 생명과학 학술대회에 한국 대표로 초청 받아 논문을 발표한 적이 있다. 당시 나는 '28체질론의 임상의학적 이론체계'를 발표했다. 그러자 중국을 비롯한 세계 각국의 대표들은 한국의 체질이론을 생소하게 여기면서도 놀라워했다. 당시 장쩌민 주석의 주치의로 체질학설의 대가인 왕치 교수가 나의 논문에 큰 관심을 보였다. 그들이 연구하는 체질학은 초보적 단계에 있었기 때문인 것 같았다. 한국의 체질론은 그만큼 탁월하며 독보적이고 임상의학적 가치가 높다. 하지만 대부분의 사람들은 학문으로서의 체질에 대한 이해가 부족하다. 그뿐 아니라 사주에 대해서는 신빙성을 의심하는 사람들이 많다.

"사주는 통계학 아닙니까?"

그렇게 말하거나 운명학으로 알고 있는 경우가 많다. 그러나 사주는 동양식 자연과학이며 기호논리학이다. 주역을 연구해보면 통계학이 아닌 역학 이론으로 사주와 체질의 관계를 체계화할 수 있다. 통계는 아무리 정밀하게 한다고 해도 통계일 뿐이다. 통계의 오류가 나타날 수 있다. 그렇지만 학문적 원리가 명확하면 오류가 없는 불변성이 존재한다.

분명한 원리가 적용되면 현상적인 결과 역시 명확해진다. 그래서 나는 사주와 체질의 관계를 연구하여 28체질론을 창안했다. 하지만 문제는 검증이었다. 사주의 원리로 28체질론을 창안한 그 시점부터 그 누구보다 체질 분석의 과학적 검증을 간절히 원했다. 한 분야의 이론을 20년 이상 연구한 사람이면 그 심정을 이해할 수 있을 것이다. 오랜 시간 청춘을 다 바친 연구가 객관화되고 과학적인 입증이 안 된다면 그 사람의 삶이 무슨 의미가 있겠는가.

따라서 나는 사주와 체질의 관계를 과학적 유의성에 근거하여 다각도로 검증해보았다. 그 학문이 통계학은 아니지만 객관적인 신뢰성을 확보하기 위해 통계학의 방식을 도입했다.

사주와 체질의 관계에 대한 통계학적 검증법

전제 조건

체질 분석을 위한 기본적인 자료를 제외하고, 일체의 설문이나 질문에 의한 추정 혹은 예상을 배제한 순수한 이론적인 원리에 의해서만 체질 분석을 한다.

검증 방법

❶ 성격적 일치점을 검증한다. 설문조사가 아닌 체질 분석의 결과와 비교 검토한다. 사상체질로는 설명될 수 없는 이중성격 혹은 다중성격의 실제 여부를 명확하게 사주에 의한 28체질론으로 설명할 수 있다.

❷ 체질적 적성이나 특성에 대한 일치점을 검증한다. 체질 분석의 결과와 실제적 적성, 특성 및 잘못되거나 문제점이 있는 현상을 비교 검토할 수 있다. 이 검증은 매우 실제적인 것으로 체질 개선의 여러 방법을 제시할 수 있다.

❸ 체질적 이상이나 병증의 일치점을 검증한다. 체질 분석의 결과와 실제 과거 병력 및 현재의 증상을 비교 검토한다. 이 검증은 매우 중요한 것으로 체질적 특성이 가장 잘 나타나며 신뢰도를 높일 수 있다.

❹ 체질적 이상이나 병증에 대한 처방의 효과를 검증한다. 체질 분석에 따라 처방과 자연요법이 얼마나 실제적인 효과가 있는지를 비교 검토한다. 이 검증은 임상의학적으로 실험하고 검증하여 결론을 내릴 수 있는 핵심이다.

검증의 통계학적 결과

누구나 자신의 몸과 마음은 자신이 가장 잘 안다. 체질 분석의 결과에 대한 검증은 개인의 판단 및 전문가의 소견이 함께 참고되어야 한다. 주관성을 배제한 과학적 결과인 과거 병력이나 현대의학에 의한 진단과 일치할 때 비교 검토가 명확하게 된다.

이상의 검증은 사주와 체질의 관계에 대한 객관적인 데이터를 통해 이루어졌다. 검증은 다각도로 했다. 한방역학 강의를 들은 한의사의 임상 사례와 내가 상담했던 사례를 기본으로 했다. 그리고 모 대학의 H교수와 공동으로 체질 분석을 하여 통계적인 결과를 산정했다. 그때 그는 이런 말을 했다.

"놀랍습니다. 정확하게 130명을 검증해본 결과, 과학적 유의성을 확신할 수 있게 되었습니다. 성격, 체형, 적성, 특성은 애매한 선이 있다고 해도 일치점이 많고 과거 병력과 현재 증상이 거의 일치하니 과학적인 결과라 할 수 있겠습니다."

나는 그의 말을 듣고 이렇게 말했다.

"전혀 놀랍거나 신기한 현상이 아닙니다. 체질 분석을 할 때에 만약 검증의 결과처럼 일치하지 않았다면 연구는 중단되었을 것입니다. 인간은 우주의 순환 원리 안에서 살아가는 자연의 한 부분입니다. 그러니 자연의 원리와 일치하는 것은 당연합니다."

그는 웃으면서 말했다.

"지금에야 말씀드리지만 저 역시 처음에는 반신반의했습니다. 어떻게 사주의 원리로 체질을 분석할 수 있을까 의심한 것이 사실입니다."

"아마도 대개의 서구 과학적 기준을 가진 사람들은 그렇게 생각할 것입니다. 당연합니다. 저 역시 처음 연구를 시작할 때는 그랬으니까요. 하지만 사주의 원리로만 체질을 분석하는 것은 아닙니다. 사주 안에는 주역의 원리와 동서 의학의 원리가 적용되는 넓은 영역이 있습니다. 또 동서 의학의 연구 없이는 체질 분석을 할 수 없습니다."

나는 오랫동안 다양한 각도로 체질 분석의 검증 방법을 검토했다. 그리고 그 후 임상의학적 검증 방법을 위해 한국당뇨체질협회의 한의사들과 공동연구를 계속해오고 있다. 현재까지 사주와 체질의 연구를 통한 28체질론의 과학적 유의성을 검증했다. 앞으로는 더욱 발전할 것으로 확신한다.

2

체질을 알면 난치병도 고칠 수 있다

"사상체질이 타고난다면 사주팔자처럼 정해졌다는 것 아니겠습니까? 그러니 사주를 알면 체질을 알 수 있고, 당연히 건강에 대한 연구도 할 수 있을 것입니다."

한의대 교수인 노원장이 이렇게 말했다.

그는 사주학을 그렇게 인정하는 편은 아니었다. 그럼에도 사주학에 체질이 있을 수 있음을 가정하고 연구의 가능성을 인정한 것이다. 나는 그와 사주에 관한 대화를 나누다가 나중에는 아예 강의를 해주었고 오랜 교류를 가져오고 있다.

사주에 관한 한 처음부터 긍정적으로 보는 사람은 드물다. 나 역시 그랬다. 처음으로 사주학을 공부할 때에는 몹시 회의적이었다.

'과연 체질을 알 수 있고 건강에 관한 연구를 할 수 있을까?'

'사주의 음양오행과 두뇌와 오장육부의 관계를 알면 어떻게 변화를 시킬 것인가?'

'실제적 효과를 입증하여 임상의학적 가치를 인정받을 수 있을 것인가?

이처럼 수없이 고민을 했었는데, 막상 사주학의 뚜껑을 열고 연구한 결과는 예상보다 훨씬 효과적이었다.

나는 사주와 체질의 연구를 오랫동안 이원장과 함께 했다. 그는 체질과 각종 증세에 관해 누구보다 오랫동안 연구하고 임상진료적인 검증을 많이 했다. 사주를 임상에 적용하여 탁월한 실제적 효과를 입증하였다. 그와는 지금도 일주일에 한 번 이상 만나 공동연구를 진행하고 있다.

사주로 알 수 있는 체질 분석과 자연요법

❶ 체질 분석
체질과 체온체질의 분석

두뇌와 오장육부의 분석

병증 및 질환의 분석

건강과 에너지의 수준 분석

❷ 처방
체온체질의 밸런스 잡아주기

두뇌와 오장육부의 기능에 대한 체질 개선

병증 및 질환에 대한 자연요법 제시

운동요법과 식이요법 및 근골교정요법 제시

❸ 상담

성격 분석 후의 성격 개조 및 변화

심인성 질환과 대사성 질환에 대한 설명

체질과 병증에 따른 자연요법 제시

운세 경영과 운명의 창조 방법 제시

사주와 체질을 적용할 수 있는 범위는 대략 이렇다. 진맥이나 복진을 비롯한 다른 의학적 진단보다 간단하면서도 명확한 방법이다.

나는 이원장과 공동으로 대사성 질환에 대한 연구를 하면서 이렇게 말했다.

"사주를 알면 체질과 건강 상태를 분석할 수 있습니다. 다른 방법과 섞어서 보지 말고 순수하게 그 이론으로만 적용시켜 판단해보세요. 진맥이나 초음파, MRI 모두 훌륭한 진단법입니다. 그러나 주역과 사주는 독립적으로 판단할 수 있는 것입니다. 주역과 사주 안에 체질과 건강, 나아가 온갖 자연치유법이 모두 담겨 있습니다."

이원장은 나의 얘기를 적극 받아들였다.

"저도 그렇게 생각하고 있습니다. 사주학만으로도 연구의 분야나 깊이는 엄청나다고 생각하고 있습니다. 또 실제로 정확한 판단과 치료 효과가 나는 것을 수없이 보았습니다. 앞으로 한의학적 발전에 무궁무진하게 기여할 것이라고 믿고 있습니다."

나는 그와 함께 체질적인 문제로 인한 대사성 장애에 대한 공동연구를 진행하고 있다.

대표적으로는 현대의학에서 불치로 규정하는 당뇨병과 고혈압을 집중적으로 연구한다. 체질적으로 9미터의 소화관을 중심으로 한 대사 기능의 기전을 밝히고 있다. 지금까지의 연구로 보면 당뇨와 고혈압은 반드시 완치할 수 있다.

주역과 사주의 원리로 보아도 마찬가지이다. 주역과 사주의 원리로 보면 모든 병은 반드시 약이 있고 완치가 될 수 있다. 당뇨와 고혈압도 예외는 아니다. 당뇨와 고혈압이 어떻게 완치될 수 있는지의 기전은 졸저 《당뇨혁명ⓔ 백세건강을 지킨다》에서 자세히 밝혔다. 옛 의서에도 분명히 완치할 수 있다고 밝혀져 있듯이 주역과 사주의 원리로 보면 그 방법이 명확하게 나타나 있다.

체질을 알면 난치병을 고칠 수 있는 이유

사주와 체질을 알면 자연의학적 원리를 알 수 있다.

나는 당뇨의 자연치유법을 사주와 체질의 원리에서 발견했다. 체질과 대사의 기능에 관한 기전을 찾고 자연의학적 원리를 적용했다. 또 체질에 따른 임상의학적 실험과 검증의 데이터와 통계도 활용했다. 그 밖에도 사주와 체질을 알면 임상의학적 가치를 높일 수 있는 방법이 다양하게 있다.

사주와 체질을 활용한 임상의학적 가치

❶ 불문진단, 즉 묻지 않고도 환자의 상태를 파악할 수 있어 객관성을 유지할 수 있다. 문진(물어보거나 들어서 아는 진단법)에는 객관적 판단을 흐리게 할 요소가 있다. 반면에 사주와 체질 분석으로 하는 진단은 객관적일 수 있다.

❷ 체질을 분석하여 두뇌와 오장육부의 기능과 허실을 파악할 수 있다. 일반적인 체질 감별은 객관성을 유지하기 힘들거니와 정확한 허와 실을 구분하기 애매하다 그러나 사주로 체질을 분석하면 정확한 허와 실을 구분할 수 있고 처방도 자연스럽게 내릴 수 있다.

❸ 처방을 내릴 때 사주와 체질 분석에 따른 병증이 명확하며 근본적 치유가 된다. 사주와 체질 분석은 정확한 범위가 설정되고 기전이 나타나기 때문에 처방이 쉽고 치료 효과도 탁월하다. 또한 무엇보다 근본적인 치유를 할 수 있다.

❹ 난치병과 불치병에 대한 기전을 파악하고 자연요법을 제시할 수 있다. 난치병과 불치병이 되는 근본적인 이유는 체질에 따른 개별적 기전이 명확하지 않기 때문이다. 그런데 사주와 체질 분석은 기전을 파악함으로써 처방뿐 아니라 자연요법을 제시할 수 있다. 또한 난치병의 경우에도 근본적인 처방을 어떻게 해야 할지 예측이 가능하다.

❺ 현재의 증세뿐만 아니라 미래의 건강과 무슨 병이 올 것인지 예측할 수 있다. 사주학은 미래예측학이다. 과거와 현재, 미래의 건

강 운세를 판단할 수 있고, 체질에 따른 병증을 찾아낼 수 있다. 선천적으로 약한 장부가 병이 될 수 있기 때문에 미리 알아서 체질 개선을 할 수 있고 자연요법을 실행할 수 있다. 실제적 예측과 건강 경영을 할 수 있다.

이상의 방법처럼 임상의학적으로 응용하고 적용할 수 있다.

특히 사주와 체질을 알면 난치병에 대한 기전을 연구할 수 있다는 점은 큰 혜택이다. 지금 우리나라는 '당뇨 대란의 시대'에 있다. 대사성 질환 환자가 통계적으로 1130만 명에 달하며 그중 당뇨병은 500만 명이 넘는다. 우리나라 인구를 대략 5천만 명이라고 보면 거의 4분의 1에 해당한다. 당뇨 환자가 40대 이후 성인을 기준으로 3명 중 1명꼴이라고 하니 어느 정도인지 짐작할 수 있을 것이다.

그런데 정작 문제는 그 엄청난 수의 대사성 질환이나 당뇨병이 의학적으로는 난치라는 점이다. 왜 난치일까? 우선 명확한 기전을 모르고 자연치유력을 극대화하는 방법을 정확히 찾지 못하기 때문이다. 그러한 점에 있어 사주와 체질을 알면 대사장애를 비롯한 당뇨에 관한 명확한 기전을 알 수 있고 자연치유를 할 수 있다.

주역과 사주의 원리로 체질 분석을 하면 그 모든 기전과 자연치유 방법이 명확하게 나와 있다. 아는 분은 알겠지만 동양의학의 경전 《황제내경》을 비롯한 각종 의서에는 주역의 원리가 들어 있다. 한의학의 주요 원리는 주역과 음양오행론으로 구성되어 있다. 그렇기 때문에 주역과 사주의 체질 분석을 통해 대사장애나 당뇨의 기전과 자연치유법을 찾는 것은 당연하다.

나는 이원장과 17년간 난치병이라는 대사장애와 당뇨 완치법을 공동으로 연구해왔다. 한의학과 동양철학을 결합하고 각종 자연요법을 적용하여 임상의학적으로 실험과 검증을 해오고 있다. 그랬더니 놀랍게도 과학적 유의성이 나타났다. 당뇨는 식이요법을 비롯한 자연요법과 건강식품요법으로 자연치유가 된다. 당뇨병을 관리하는 것이 아니라 원인을 제거함으로써 그것이 가능해진다.

대사장애의 원인을 예로 들자면 스트레스나 유전자 문제, 면역이나 시스템 문제 등의 여러 가지가 원인으로 지목된다. 하지만 사주와 체질의 원리로 보면 근본 원인은 만성체증이다.

9미터가 넘는 긴 소화관의 기능이 대사와 직접적인 관련성을 가진다. 사상체질을 창시한 동무 이제마 선생은 《동의수세보원》에서 당뇨를 섭생(음식과 생활습관)만 잘하고 좋은 약을 쓰면 60~70% 완치된다고 기록하고 있다. 그 자신이 만성체증인 열격과 반위증 때문에 사상체질을 연구했다. 하지만 그는 식도와 위장, 십이지장, 소장, 대장, 직장에서 항문까지에 이르는 9미터 소화관에 대해서는 몰랐다. 그 시절에는 아직 서양의 해부학이 도입되지 않았기 때문이었다. 그러니 식도를 비롯한 9미터 소화관이 체증을 유발시키고 대사 기능과 직접적인 관계가 있다는 사실을 모를 수밖에 없었다.

하지만 지금은 동서양의 의학을 통합할 수 있는 시대이다. 서양의학의 해부학을 비롯한 풍부한 데이터와 동양의학의 원리를 결합시킬 수 있다. 따라서 주역과 사주의 체질 분석으로 동양의학의 원리를 통해 각종 난치병의 기전을 파악하면 치료의 길을 열 수 있다.

난치병의 주요 원인은 약이나 방법이 없어서가 아니다. 정확한 자연요법의 길을 찾지 못하기 때문이다. 주역과 사주의 체질 분석은 그러한 자연요법의 길을 찾을 수 있는 원리를 지니고 있다. 첨단과학과 동양철학의 이질적 융합이 자연의학으로서의 가치를 지니고 인류의 새로운 희망이 될 수 있는 것이다.

3 　체질과 건강, 운명의 절대적 관계

사주학에 있어 대가(大家)를 선택하는 오래된 방법이 한 가지 있다. 그것은 자신이 죽을 해와 달 그리고 일시를 알고 있느냐 하는 것이다.

나는 진정으로 사주학의 대가라면 자기가 죽을 시기쯤은 예측할 수 있어야 한다고 믿는다. 운명예정론이 아니라 사주를 비롯한 삶의 여러 데이터를 종합적으로 분석하는 예측 능력을 갖추어야 한다는 뜻이다.

나는 가끔씩 자기가 죽을 시기를 미리 알고 고민하셨던 세 분 선생님 생각을 떠올리곤 한다.

한 분은 나를 지도해주신 은사님이다. 그분은 돌아가시기 3년 전에 미리 대비를 하고 계셨다. 나는 곁에서 지켜보다가 못 믿겠다는 듯이 걱정 어린 표정으로 말했다.

"선생님, 아무리 죽을 운이라고 반드시 그렇겠습니까?"

"자네는 공부를 그렇게 하고도 확률적 예측을 모르고 있나? 자연법칙으로 운세 중에서 도저히 피할 수 없는 것이 있지 않는가. 난들 믿고 싶지 않지만 여러 데이터를 종합적으로 분석한 결과는 그러하다네. 여길 보게.”

나는 무언가 특별한 것이 있나 싶어 가까이 가서 보았다.

“여기에 그려진 운세를 보게.”

나는 눈을 크게 뜨고 살펴보았다.

“여기 이 운세를 나는 지날 수가 없다네. 나무를 옮겨 심는 것과 같은 접목운이라, 목성(나무 기운)을 필요로 하는 나는 금성(금속 기운)의 침범을 받아 꺾어지게 되어 있네.”

그러면서 한바탕 너털웃음을 짓고는 선생님은 내게 말씀하셨다.

“자네는 좋은 세상을 살게 될 거야. 현재는 천시되고 있는 사주학이지만, 자네의 능력으로 새로운 사주의 현대적 이론화가 가능할 걸세. 자네는 앞으로 이름을 크게 떨치게 될 거야. 장차 자네가 동양역학계를 움직이게 될 걸세.”

그는 그렇게 말씀하시고는 자신의 40년 공부의 결실인 온갖 자료와 비법을 내게 전해주셨다.

그러나 솔직히 나는 그때 은사님의 말씀을 믿을 수 없었다. 그 당시 선생님은 환갑 전이었고 건강하셨다. 현대의학이 온갖 불치병도 정복하고 있는데 돌아가시게 될까 의아하게 생각했다.

그로부터 3년 후, 선생님이 지정하신 달에 갑자기 건강이 안 좋아지셨다는 말이 들리더니 뇌졸중으로 급사하셨다. 나는 문상을 가서 운명과 건강에 대해 더욱 연구할 것을 다짐했다.

만약 그때 선생님이 체질과 자연요법을 아셨다면 분명히 그 운세를 넘길 수 있었을 것이라고 생각한다. 자연법칙으로서의 운세는 존재하지만, 체질을 알고 전조증세를 미리 파악하고 건강 경영을 했더라면 절대로 돌아가시지 않았을 것이라고 확신한다.

두 번째 분은 평소 나와 친한 사이였다. 어느 날, 그의 사무실에 놀러 간 적이 있다. 그는 마침 잘 왔다고 반기고는 종이에 사주를 써서 내밀었다.

"이 사주를 한번 봐주세요. 이 운세에 이 사람이 죽을 것 같습니까?"

나는 한참 동안 분석한 뒤에 말했다.

"정말 죽을 운에 걸려 있는 것 같습니다."

그가 내 말을 듣고는 다시 말했다.

"자세히 보세요. 아무리 용신이 입묘운이라고 하지만 죽기까지 할까요?"

"사주의 원리대로 보면 그렇게 되어 있지 않습니까?"

그는 내 말을 듣고 격앙된 목소리로 말했다.

"글쎄, 내 말 좀 들어보세요. 내가 요 며칠 전에 그 유명한 허남원 선생한테 가서 사주를 내놓았지 뭐요. 내 사주라는 것은 숨기고 말이오. 그랬더니 그 사람이 하는 말이 '이 사람은 살 날이 얼마 안 남았네요. 내년 5월을 못 넘기겠는데, 아직 젊은 사람이 안됐군' 하지 않겠소. 그 소리를 듣고 얼마나 기분이 나빴는지 몰라요. 지금 내놓은 사주가 바로 내 사주입니다. 백 선생도 그렇게 봐요?"

나는 당사자 앞이라서 말을 얼버무릴 수밖에 없었다.

"설마 그럴 리가요. 흉운이라고 해서 내년 5월을 못 넘긴다고 단언한 것은 잘못된 것 같습니다. 악운이기는 하지만 잘 극복하면 되지 않겠습니까?"

사주나 관상으로는 죽을 만큼 나쁜 운세라 할 수 있었으나 사실대로 말할 수는 없었다. 때때로 진실이 무서운 파괴력을 가질 수도 있기 때문이었다. 피할 수 있는 길이 있는데도 막말로 그 사람을 고통 속에 빠뜨릴 수 없었다. 한참 생각하다가 나는 운세를 극복할 수 있는 방법을 말했다.

"운세상으로는 에너지가 하강하는 시기이니 미리 에너지 강화를 하면 무사히 넘어갈 것입니다. 명상이나 수행, 기도, 에너지를 강화하는 식품 등을 섭취하면 되지 않겠습니까?"

"그렇죠? 그렇죠?"

그는 불안한 듯 연신 확인을 하려고 했다. 그 후 그는 수행을 하기 위해 머리를 깎고 승복을 입은 채로 나를 찾아와서 말했다.

"운세가 나쁘니 속세를 떠나 스님이 되어 수양을 하기로 하였습니다."

나는 동감했다. 그러나 그는 속세를 떠난 스님이 아니고 포교당을 한다고 했다. 나는 그 말을 듣고 실망했다. 포교당은 수행 위주가 아니라 말 그대로 포교를 하는 곳이라서 속세와 큰 차이가 없기 때문이었다. 한참을 생각하다가 그에게 말했다.

"산속으로 들어가 수행을 하면서 몸과 마음을 정화하는 것이 좋지 않을까요?”

나는 한 시기만이라도 나쁜 운을 피할 것을 권유했다. 그러나 그는 별일 없을 거라며 돌아갔다.

그 후 한동안 그를 못 보았는데 다음해 5월에 부고장이 왔다. 사인은 치질 수술 중의 주사쇼크였다. 흔하지 않은 의료사고로 주사를 맞는 도중에 쇼크를 일으켜 5분 만에 즉사하였다는 것이었다. 부산의 금정구에 있는 모 병원에서였다. 유가족이 의료사고로 병원을 상대로 고소하고 시위를 하는 통에 시끌벅적했던 사건이었다.

나는 그가 그 시기에 산속으로 들어가 수행을 하면서 몸과 마음을 정화했다면 그렇게 세상을 뜨게 되지는 않았을 것으로 생각한다.

죽을 만큼 나쁜 운세라는 것은 몸과 마음의 에너지가 바닥을 친다는 뜻이다. 그러한 때에 에너지를 강화해주면 그 시기를 넘길 수 있다. 바람이 몹시 불 때 촛불이 꺼지지 않게 바람막이를 해주는 식으로 말이다. 그렇게 하지 않고 바람에 그대로 노출시키면 촛불의 에너지가 버티지 못하고 꺼지게 된다.

세 번째 분은 나와 친분이 두터운 이였다. 지금도 생각하면 가슴이 아프다. 그분은 내가 부산에서 동양철학인협회라는 단체의 회장으로 활동할 때 그 단체의 전 회장이셨던 방정환 선생님이다.

그는 인자한 성품에다 학문이 높았다. 단체 일로 자주 접촉하고 학문적 교류도 빈번하게 가졌다.

어느 날, 그의 사무실로 찾아갔더니 심각한 표정을 짓고 있었다.

“백 회장님, 제가 올해 죽을 운인 것 같습니다. 제 사주를 살펴봐

주세요."

나는 그의 사주가 적힌 감정지를 보았다. 작은 글씨로 빽빽하게 작성된 운세의 대차대조표였다. 자세히 살펴보니 심각한 상태가 분명했다. 나는 진지하게 말했다.

"병색이 보이는 상태에다 운세가 이러니 큰일입니다. 당뇨가 더 악화되고 있는가요?"

"예, 그렇습니다. 어젯밤에는 죽을 뻔했어요. 혈당이 500 이상 오르다가 갑자기 저혈당이 되면서 정신이 오락가락하여 안 죽으려고 얼마나 용을 썼는지 모릅니다. 사람 목숨이 달랑거릴 땐 정말 젖 먹던 힘까지 보태서 버틴다더니 그게 옛말이 아니더라고요, 허허허."

나는 씁쓸해하는 그의 얼굴을 말없이 지켜보았다. 그가 다시 진지하게 말했다.

"그래서 말인데 살아날 수 있는 방도가 없을까요? 보다시피 수성(물 기운)이 침범하면 생명줄인 화성(불 기운)이 꺼지잖습니까?"

"수성(물 기운)을 막으려면 그 시기에 잠시 토성(흙 기운)이 강한 산속으로 가시는 것이 좋겠습니다. 산의 정기도 흡입하고 요양하면서 에너지를 강화하는 것이 도움이 될 겁니다."

나는 구체적인 방안을 말했다.

그 당시 나는 사주와 체질에 대해 한의사들을 상대로 강의하고 있는 관계로 질병 중 난치병을 적극 연구하고 있었다. 아마 그래서 그가 내게 연구를 의뢰한 것 같았다. 그는 묵묵히 듣고 있다가 말했다.

"그래요. 맞는 말씀입니다. 그렇게 해야겠습니다."

그와 그토록 진지하게 방안을 강구하였건만, 그는 현실적인 여건 때문에 그 시기에 요양을 떠나지 못했다. 그리고 그와 내가 염려했던 그해 4월을 못 넘기고 교통사고로 저 세상으로 떠났다.

나는 그의 초상집에서 밤을 지새웠다. 그때 나는 동양철학인협회를 대표하여 타 지역에서 온 회원들을 접대하였는데, 대전에서 온 어느 회원이 이런 말을 했다.

"고인이 내 친동생과 똑같은 사주입니다. 친동생은 토성(흙)을 만지는 산골 농부이다 보니 생명을 건졌고, 고인은 도시에서 살다가 이런 변을 당한 것 같네요. 참으로 운명입니다."

나는 고개를 끄덕였다. 그럴 수 있는 일이다. 그러나 그것이 정해진 운명이라고 생각하지는 않는다. 만약 지금 같으면 절대로 그리 허망하게 죽지는 않았을 것이다. 그 당시 그는 당뇨로 인해 혈당이 500을 오르내리는 상황에서 만취 상태가 되다 보니 정신이 없어서 교통사고를 당했던 것이다. 지금 같으면 우선 당뇨를 치유하여 완치할 수 있다. 그렇게 해서 건강해졌다면 만취가 되었어도 정신이 멀쩡하여 사고를 당할 일이 없게 될 수 있다.

운명과 숙명의 개념은 다르다. 운명은 변화가 가능한 흐름이다. 반면에 숙명은 변화될 수 없는 운명의 예정이다. 그래서 운명(運命)의 운(運)은 운전(運轉)한다는 운(運)으로 변화시킬 수 있다. 사람이 자동차를 운전하듯이 운명인 건강, 돈, 명예 등을 알면 이끌어나갈 수 있다는 뜻이다.

따라서 사주와 체질을 알면 건강과 운명 역시 분명히 변화시킬 수 있다. 타고난 조건보다 잠재능력을 비롯한 숨겨진 조건을 극대화하면 된다. 최상의 건강과 좋은 운명을 만들 수 있는 것이다.

사주와 체질, 건강이 운명을 구성한다

나는 사주학을 연구하면서 수많은 사람들의 체질과 건강, 운명을 상담했다. 그중에는 불치병, 난치병, 귀신병으로 고통을 받는 분들도 많았다. 그들을 통해 몸과 마음의 사용설명서인 사주를 보고 체질과 건강, 운명을 연구할 수 있었다. 실제로 건강에 이상이 있고 암울한 운명에 시달리는 사람의 사주와 체질을 보면 문제가 있었다. 따라서 사주와 체질을 보고 그들의 건강과 운명의 관계를 변화시킬 수 있었다.

예를 들어 옛날 도인들은 주역과 사주를 통해 병을 고치고 운명을 변화시키곤 했다. 인간이 만물의 영장이라는 것은 단순히 생각할 줄 안다는 뜻만은 아니다. 스스로 운세를 만들고 운명을 창조하며 운기를 조절할 수 있음을 의미한다. SF영화를 보면 로봇이 자기의 몸을 직접 고치는 것을 볼 수 있다. 인간도 마찬가지로 그렇게 할 수 있다. 병원에 굳이 가지 않더라도 자신의 체질을 알고 개선하면 스스로 몸을 고칠 수 있다. 불치병이나 난치병도 예방하고 고칠 수 있음은 물론이다.

언젠가 50대의 어느 부인의 운명과 건강을 상담한 적이 있다. 그녀는 기관지가 약하여 평생 동안 기침을 하고 있다면서 난치병이라고 주장했다. 사주와 체질을 분석한 결과는 그게 아니었다. 그녀는 심장이 약하고 폐는 오히려 튼튼하였다.

"부인은 폐는 실하나 심장이 약해서 기관지가 찬 기운에 수축되어 기침이 끊이지 않는 겁니다. 난치병이 아니라 심장을 강화시키면 간단히 낫는 증세일 뿐입니다."

그녀는 펄쩍 뛰며 부정했다.

"기관지가 약해서 그런 거예요. 이제까지 기관지에 관한 약만 먹었는걸요."

"효과가 있던가요? 다만 실컷 기침을 한 뒤에 저절로 치유된 것일 뿐이에요."

내가 그렇게 말하자 부인은 고개를 갸우뚱거리다가 말했다.

"듣고 보니 그런 것 같네요. 저는 매년 겨울만 되면 한 달 가까이 쉴 새 없이 기침을 해요. 선생님, 어쩌면 좋습니까? 정말 간단히 나을 수 있는가요? 요즈음도 기침이 심해 병원에 가는데 별 효과가 없어요."

나는 심장이 약하고 몸이 차서 그런 것이니 옷을 두껍게 입고 목도리로 목을 감싸 체온체질을 강화하라고 했다. 그리고 자연요법으로 치유할 수 있는 방법을 알려주었다.

그녀가 다녀간 지 일주일쯤 후에 다시 들렀다. 그녀는 싱글벙글 웃으면서 말했다.

"선생님 말씀대로 했더니 금세 기침이 멎었어요. 신기했어요. 양약보다 더 효과적인 자연요법도 있네요.”

“맞습니다. 정확한 원인을 알면 병증은 자연히 사라집니다.”

실제로 그렇다. 약이 없는 것이 아니라 정확한 진단과 처방이 어려운 법이다.

귀신병도 마찬가지다. 몇 년 전의 일이다. 친하게 지내는 분이 자기 처의 사주를 좀 봐달라고 했다. 나는 그가 내미는 사주와 체질을 보고 병증을 얘기하다가 이렇게 말했다.

“이분은 전형적인 소음인체질입니다. 몸이 차서 예전엔 몸이 많이 아팠겠는데요? 내장저체온증이 심해서 늘 기운이 딸릴 겁니다. 이렇게 되면 정신적으로 불안정해지고 헛소리를 할 수도 있습니다. 기운이 보통으로 약하면 부정적이고 소극적이 되지만, 많이 약하면 정신이 오락가락하기 때문에 문제가 있을 수도 있습니다.”

그러자 그 사람은 놀란 얼굴로 물었다.

“그런 것도 다 사주에 나옵니까? 지금 말씀하신 것처럼 제 처가 정신이 오락가락합니다. 귀신이 든 것이 아닐까 싶어 굿을 하려는데요. 어떻게 하면 좋을까요?”

나는 심각하게 말했다.

“만약 굿을 해서 신을 받게 되면 부부간의 정이 멀어집니다. 귀신은 음기가 강한데 남자는 양기 덩어리이니 서로간의 음양의 조화가 깨어집니다. 원래 음기가 강한 무당은 혼자 사는 경우가 많습니다. 그래도 괜찮겠습니까?”

그는 고개를 좌우로 흔들면서 매달리듯 간청했다.

"선생님, 무슨 방도가 없겠습니까?"

나는 체질을 개선하여 그 부인의 음기를 양기로 중화시키는 자연 요법을 알려주었다. 그 결과, 지금은 건강을 회복하여 행복한 삶을 살고 있다.

나는 자연의학으로 건강식품을 연구하면서 기적과도 같은 치유 효과의 사례들을 보았다. 어떤 난치병이나 불치병, 귀신병도 체질을 알고 근본 원인을 알면 고칠 수 있다.

따라서 평소에 자기 체질과 건강, 운명을 지혜롭게 관리한다면 건강하고 행복한 삶을 누릴 수 있다. 지금 당장 밝고 희망찬 길을 찾아보라. 건강하고 행복한 삶은 체질과 건강, 운명의 길을 얼마나 지혜롭게 찾아내는가에 따라 만들어갈 수 있다.

4 사주와 체질로 알 수 있는 성격적 장애와 심리적 병증

"선생님, 아내와 이혼을 하려고 생각 중입니다."

"결혼할 때는 사랑했으므로 했을 것 아닙니까? 그런데 어쩌다가 그런 생각까지 가지게 되었습니까? 혹시 서로 무언가 잘못한 것은 없습니까?"

"그런 것은 없습니다. 이젠 서로 감정의 골이 깊어져 견디기 힘듭니다."

40대 초반의 회사원 M씨가 이혼을 하려고 한다면서 잔뜩 찌푸린 얼굴로 내게 상담을 청해왔다.

부부 상담의 경우, 큰 문제가 없는데도 싸움이 잦아지면 대개 체질적인 문제에 의한 것이다. 그들 부부의 사주와 체질을 보았더니 체질적인 이상이 있었다.

"부인은 성격이 곧고 착하며 평소에는 밝고 활달한 성격입니다. 체질은 태음인부체질에 소음인주체질로 몸이 차고 비위가 약해서 소화기가 좋지 않고, 기관지도 약해서 감기에 잘 걸리기 쉽습니다.

운세를 보면 최근에 몸이 약해지는 시기라서 변덕스럽고 화를 잘 내고 우울증을 겪기 쉽습니다. 남편분은 고지식하고 보수적이지만 약속을 잘 지키고 성실한 태음인부체질에 태양인주체질입니다. 그런데 최근에 성격이 신경질적으로 변했습니다.”

“맞습니다. 말씀하신 그대로입니다.”

그는 놀랍다는 표정을 짓고는 다시 말했다.

“사람의 성격이 체질의 상태에 따라 변할 수 있다는 건가요?”

“당연합니다. 몸과 마음은 긴밀하게 연결되어 있습니다. 몸이 약화되면 마음이 변합니다. 성격은 고정된 것이 아니고 몸과 마음의 조건에 따라 변화하기 때문입니다. 대개 체질에 문제가 있으면 성격적 장애가 생기고 심리적 병증으로 극심한 고통을 겪습니다. 부부의 이혼 사유로 성격 차이가 많은 것은 살다가 어느 시점에 그렇게 성격적 장애가 일어나기 때문입니다. 그 시기를 잘 보내셔야 합니다.”

“선생님 말씀을 듣고 생각해보니 저나 아내 둘 다 몸이 안 좋아지면서 그렇게 된 것 같습니다. 사소한 일로 다투고 크게 화를 내며 서로 상처를 입히곤 했어요. 앞으로 어떻게 하면 관계가 회복되겠습니까?”

“몸과 마음이 안정되면 성격적 장애는 자연스럽게 사라집니다. 물론 그렇게 되면 심리적 병증도 자연치유가 됩니다. 그러니 우선은 체질 개선을 하시는 것이 좋습니다. 식이요법을 비롯하여 에너지를 강화시키는 건강식품을 구해 드시고 적절한 운동도 하십시오.”

나는 그에게 자연요법과 건강식품요법을 자세하게 알려주었다.

그는 타고난 성격 그대로 철저하게 자연요법을 실행하여 부부간의
관계를 회복했다.

성격 문제를 말이나 싸움으로 변화시킬 수는 없다. 성격적 장애나
심리적 병증도 결국 몸과 마음의 문제이기 때문이다.

성격적 문제와 심리적 병증

- 차분한 성격이면서 신경질적이고 불같이 화를 내는 경우 (　)
- 이유 없이 축 늘어지고 비관하고 불안해하는 경우 (　)
- 아픈 데는 없는데 아픈 것처럼 느껴지고 병원에 가도 이상이 없
  는 경우 (　)
- 겉으로는 신나고 즐거운 체하지만 속으로는 스트레스를 받아
  머리가 아픈 경우 (　)
- 악몽에 잘 시달리고 헛것이 보이며 묘한 예감이 강하게 작용하
  는 경우 (　)
- 충동이 일어나고 누구를 죽이고 싶거나 죽고 싶고 훌쩍 어디로
  떠나고 싶은 경우 (　)
- 특정한 취미나 도박 혹은 사치 등에 빠져서 잘 헤어나지 못하는
  경우 (　)
- 부정적이고 공격적이며 타인을 원망하거나 열등의식에 시달리
  는 경우 (　)

- 과거 고통스러웠던 기억을 떨치지 못하고 괴로워하는 경우 (　)
- 혼자 가만히 있지 못하고 불안해하며 심각한 공황장애를 느끼는 경우 (　)

위의 성격적 장애 중 3개 이상 느낀다면 초기의 장애이며 5개 이상 느낀다면 문제가 있다. 8개 이상 느낀다면 심각한 문제가 있다. 심리적 병증을 치유하기 위한 적극적인 노력을 해야 하는 상태가 된다. 이 밖에도 단순하게 나타나는 것보다 복합적인 증상이 많다.

사주와 체질로 알 수 있는 성격적 병증

❶ 우울증

심장의 과도한 열기로 폐가 상할 때에 나타난다. 마음이 답답하고 화가 치솟으며 서글픈 기분을 잘 느낀다. 현대인에게 가장 많은 병증으로서 스트레스를 유발하고 폐 계통의 병이 잘 생기며 관절통, 두통 등에 시달린다. 주로 체온이 뜨거운 소양인체질, 태음인체질, 태양인체질 계열에서 잘 나타난다.

❷ 조울증

심장의 과도한 열기로 신장이 상할 때에 나타난다. 마음이 착 가라앉아 있다가 갑자기 화가 치밀어오른다. 울화통이 터지는 불안정한 감정 상태이며 어쩔 줄 몰라하고 자주 비관 상태에 빠진다. 신장

계통의 병이 잘 생기며 의욕 감퇴, 성적 불능, 고혈압, 당뇨병 등에 시달린다. 주로 체온이 뜨거운 소양인체질, 태음인체질, 태양인체질 계열에서 잘 나타난다.

❸ 변덕증

간장의 왕성한 기운이 비장을 상하게 할 때에 나타난다. 마음이 하루에 12번도 더 바뀐다. 변덕이 죽 끓듯 하며 싫증을 잘 느끼고 공상에 빠져 현실성을 잃는다. 비장 이상이 되어 입맛이 없고 몸이 수척해진다. 웅크리고 앉아 기력을 잃어 비장 계통의 병을 포함하여 온갖 잡병을 유발한다. 주로 태음인체질, 소음인체질 계열에서 잘 나타난다.

❹ 소심증

신장의 왕성한 기운이 심장을 상하게 할 때에 나타난다. 근심걱정이 많고 늘 불안감이 든다. 결벽증이 생기며 심장이 자주 두근거린다. 심한 스트레스가 불면증을 유발하며 심장 계통의 병에 잘 걸린다. 흔한 증세로 주로 소음인체질 계열에서 잘 나타난다.

❺ 노여움증

폐의 기운이 왕성하여 간장을 상하게 할 때에 나타난다. 마음에 울분이 많아 사소한 일에도 노여움을 폭발시킨다. 원칙을 잘 따지고 노여움으로 에너지 소모가 많아서 쉬 피로해지며 간장 계통의 병이 잘 생긴다. 주로 태양인체질 계열에서 잘 나타나며 소음인체질 계열에서도 볼 수 있다.

❻ 두려움증

간장의 왕성한 기운이 폐를 상하게 할 때에 나타난다. 의욕이 지나친 반면 결과에 대한 두려움이 앞서 노심초사한다. 걱정을 사서 하게 되며 기관지 장애, 폐 계통의 병이 잘 생긴다. 주로 태음인체질 계열에서 잘 나타난다.

위의 성격적 병증은 치명적 영향을 주며 각종 병을 유발시킨다. 마음의 병이 육체에 나타나게 하는 대표적인 병증이다. 사주와 체질에서도 모든 병은 결국 마음의 작용이 결정적으로 반영된다. 인체의 생리를 주관하는 것이 마음이기 때문이다.

따라서 사주와 체질을 알고 성격적 병증을 파악하여 자연요법으로 치유하며 마음을 능히 다스리도록 노력하는 것이 바람직하다. 긍정적이고 적극적인 마음가짐을 가다듬자. 건강은 운명이고, 운명을 만들어가는 자세가 곧 성공의 길이다.

5   사상체질을 과학적으로 완성한 28체질론의 세계

"나는 이제 죽으나 앞으로 백 년이면 전 세계는 사상의학으로 귀일될 것이다."

사상의학의 창시자 동무 이제마 선생의 유언이다. 그는 사상의학이 완성되려면 사후 백 년 정도의 연구가 더 필요하다는 것을 알고 있었다. 그는 사상의학의 원전 《동의수세보원》을 들고 고향 함흥으로 가서 임상실험을 하고 보완과 수정을 거듭했다. 그가 말한 앞으로 백 년은 지난 2000년이었고 그 무렵 나의 28체질론이 완성되었다.

사상체질을 28체질론이 완성했다는 증거

❶ 28체질론은 사상체질을 계승하여 완성했다고 주장하는 유일한 이론이다.

잘 알려져 있는 8체질론은 창시자 권도원 박사가 사상의학을 계승하지 않았다고 말했다. 그 밖에 다른 체질론도 있으나 사상체질을 완성했다고 주장하는 이론은 없다. 그러나 28체질론은 처음부터 사상체질을 계승하여 완성하는 것을 목표로 연구되었다. 또한 이제마 선생의 유언에 따라 자연요법과 건강식품을 연구하여 세계 의학으로 도약할 준비를 하고 있다.

❷ 사상체질을 완성했다는 증거는 국내 한방대학병원의 체질 진단을 보면 알 수 있다.

현재 모 한방대학병원은 28체질론이 2000년 이전부터 주장한 복합체질론을 임상의학적으로 사용하고 있다. 모 한방대학병원의 경우, 사상체질처럼 하나의 체질을 말하는 것이 아니라 두 개 혹은 세 개의 복합체질을 알려주고 있다.

2000년 이전에는 사상체질은 성역 같은 공론이었다. 절대 사상체질 이외의 것은 인정하지 않는 분위기였다. 그러나 28체질론은 그 당시 처음으로 복합체질을 주장하였다. 사상체질을 복합적으로 세분화했던 것이다. 예를 들어 소양인부체질에 태음인주체질, 소음인부체질과 소양인부체질에 태양인주체질 등으로 2중 체질 혹은 3중 체질을 논했다. 그런데 지금 모 한방대학병원을 비롯한 대부분의 체질 전문기관들은 복합체질을 사용하고 있다. 즉 28체질론을 사용하고 있다는 뜻이다. 사상체질처럼 4개 유형으로만 체질을 보는 곳은 거의 없는 것으로 알고 있다.

결론적으로 한 사람에게 1개 이상의 체질이 존재한다는 복합체질론은 28체질론과 동일한 것이다.

❸ 음양론으로 연구된 사상체질을 계승하여 28체질론을 음양오행론
　 으로 완성했다.

동무 이제마 선생은 사상체질을 음양론으로만 연구했다. 그 자신이 오행론을 배제했다고 밝혔다. 그런데 한의학의 원전 《황제내경》 소문을 비롯한 《상한론》, 《금궤요략》 등 대부분의 한의학 서적은 음양오행론의 원리로 되어 있다. 그렇기 때문에 사상체질이 완성되려면 필연적으로 음양오행론의 원리를 적용한 28체질론이 될 수밖에 없다.

28체질론은 사상체질의 음양 2원론이 세분화된 2 곱하기 2의 4개 체질에 기반을 둔다. 그리하여 그 4개 체질에 오행의 최대분열 수 7을 결합한 4 곱하기 7의 28체질론이 성립한다. 28체질론을 통해 체질의학이 비로소 한의학의 음양오행론과 일치됨으로써 완성된다.

❹ '전 세계는 사상의학으로 귀일하게 될 것이다'라는 유언의 이유
　 를 발견했고 실현한다.

이제마 선생의 유언은 체질의학이 세계화될 것을 예언하고 있다. 28체질론은 그 유언의 이유가 '대사성 질환'에 관한 그의 연구에 있음을 발견했다. 그가 저술한 《동의수세보원》을 보면 당뇨병과 고혈압, 체중 등의 연구가 많이 되어 있음을 알 수 있다. 태양인체질에 관한 연구는 그의 열격반위증(체증)에 관한 처방이 주로 기재되어 있다. 또 소양인체질에 관한 연구는 당뇨병과 감정 조절, 섭생(식생활과 생활습관)에 관한 부분이 많다. 이는 대사성 질환에 대한 기전으로 현

대의학보다 백 년 이상 앞서 발달되어 있다. 그는 대사성 질환인 당뇨병, 고혈압, 뇌졸중, 암 등의 각종 질환이 창궐하기 이전에 그 연구를 했다.

28체질론으로 보면 그의 탁월한 연구를 알 수 있고 현실적으로 활용할 수 있다. 따라서 그의 유언은 백 년 앞을 내다본 예언이었고 후세인들이 그 일을 해줄 것을 원했다. 28체질론은 이를 계승하여 당뇨병과 고혈압, 체증에 대한 획기적인 연구 성과를 거두고 있다. 이에 대한 연구는 졸저 《만성체증이 내 몸을 죽인다》와 《당뇨혁명ⓔ 백세건강을 지킨다》에 자세하게 나와 있다.

이상과 같이 28체질론은 사상체질을 계승하여 과학적으로 완성했다.

동무 이제무 선생이 사상의학을 발표한 조선시대 말기 1894년은 서양의학이 들어오기 전이었다. 해부학을 비롯한 생리학 등의 과학적 이론의 배경이 없던 시절이었다. 그렇기 때문에 시대적 연구의 한계가 분명히 있었다. 이제마 선생의 탁월한 연구 성과에도 불구하고 더욱 연구되어야 할 여지가 있는 것이다. 따라서 지금 시대의 의학적 지식과 사상의학을 결합하여 세계 의학으로 발전시킬 수 있도록 하는 것이 바람직하다. 28체질론은 사상의학을 완성함으로써 이제마 선생의 유언을 실현하고 우리나라가 세계적인 생명공학의 선진국이 되도록 노력하고 있다.

사주와 체질의 원리로 보는 28체질론의 세계

한방역학 강의를 할 때마다 나는 사주와 체질로 시험을 치렀다.

일종의 시범 강의였다. 환자의 사주를 칠판에 적어놓고 체질과 성격, 특성, 병증 등을 맞히는 것이었다. 나는 그 시범 강의를 즐겼다. 사주로 운명을 보는 것이 아니라 성격을 비롯한 생리와 병리, 병증을 찾기 때문에 재미가 있었다. 셀 수 없이 많은 사주를 접했기 때문에 기억은 할 수 없으나 예를 들면 이런 식이었다.

"이분은 태음인체질로서 신장과 폐의 기능이 약합니다. 성격적으로 차분한 면과 급한 면이 섞여 있고 과묵하며 극단적인 기질이 있습니다. 건강한 편이기는 해도 뇌압이 높고 신장이 약해서 전립선 기능에 문제가 있고 치질을 조심해야 합니다."

그렇게 말하면 대개는 신기한 눈빛으로 바라보면서 강의의 열기가 뜨거워진다. 만약 내가 엉뚱하게 말하여 적중도가 낮으면 신뢰도가 같이 떨어지게 된다. 나는 그러한 시범 강의를 무려 7년이나 계속하였는데 한 번도 신뢰도가 떨어진 적이 없다. 그것은 내가 잘 맞혔다기보다 사주의 기본적인 원리가 과학적이었기 때문이었다.

그런데 그 같은 시험을 반복하여 치르면서 사상체질의 한계를 발견했다. 동시에 사상체질을 세분화한 28체질론을 창안할 수밖에 없었다. 이유는 단순했다. 사상체질을 세분화한 28체질론이 그만큼 정확했기 때문이었다.

사상체질로 한 사람의 성격이나 특성, 병증을 말할 때는 맞기는 하지만 어딘지 불완전했다. 그러나 28체질론으로는 모든 것이 정확히 맞아떨어졌다. 그 원인을 연구해보았더니 분명한 이유가 있었다.

사상체질에 명확한 한계가 있었다. 사상체질의 가장 큰 한계로서 모든 사람을 4개의 유형만으로 정밀하게 진단할 수 없다는 것이 문제였다. 또한 사상체질의 유형은 맞지만 복합적인 체질에 대해서는 알 수 없다는 것이 드러났다. 예를 들어 검은 개와 흰 개가 있고 누런 개와 붉은 개가 있다고 할 때 잡종은 어떻게 될까 하는 문제와 같다. 검은 개와 흰 개가 교잡되면 점박이가 태어날 수 있고 누런 개와 붉은 개도 마찬가지이다.

체질 역시 그러한 원리가 있다. 소양인체질과 태음인체질이 동시에 있을 수 있다. 그리고 성격도 소양인의 외향적 성격과 태음인의 과묵한 성격이 동시에 존재할 수도 있다.

나는 한방역학 강의를 하면서 그러한 체질적 특성을 발견했다. 그것은 사주와 체질의 연구에서 핵심이었다. 두뇌와 오장육부의 기에너지 배분율과 분포도에 따라 체질이 다양해질 수밖에 없는 이유를 찾은 것이다. 그래서 사상체질을 세분화한 28체질론을 창안하여 부체질과 주체질로 복합체질을 분류했다. 사상체질에서 성격과 체형, 병증 등으로 체질을 감별해도 명확하지 않고 애매모호할 수 있는 이유를 28체질로 완성한 것이다.

실제로 사주와 체질을 보면 한 가지 체질이 있는 경우보다 두 가지 이상의 체질이 섞여 있는 복합체질이 훨씬 많다. 사상체질의 원형 그대로 한 가지 체질만 있는 경우는 전체의 10% 미만에 불과하다. 80%는 2중 체질이고 나머지 10%는 3중 체질로 구성되어 있다. 체질에 따른 병증의 경우에도 주체질과 부체질의 병증이 따로 존재한다.

그 밖에도 28체질론은 사상체질의 한계를 극복하고 동서양 의학을 통합한 이론이다. 기본적으로 두뇌 중심의 체질론으로 두뇌에서 성격이 비롯되며 장부의 기능까지도 두뇌의 기능이 좌우한다는 서양의학적 관점을 수용한다.

사상체질과 28체질의 동일한 점과 차이점

사상체질 : 인간의 체질을 4가지 유형으로 분류한 이론이다. 기본적으로 음양(陰陽)의 2원론을 세분화한 음체질과 양체질로 분열하여 4원론이다. 태음인체질, 소양인체질, 태양인체질, 소음인체질로 4가지 유형이다. 이론의 근본 원리는 주역의 음양론(陰陽論)에 근거하고 있다.

28체질 : 사상체질을 완성하여 인간의 체질을 28가지 유형으로 분류한 이론이다. 기본적으로 사상(四象)의 4원론을 세분화한 음과 양의 복합체질로 분열하여 28원론이다. 태음인체질 7개군, 소양인체질 7개군, 태양인체질 7개군, 소음인체질 7개군으로 28가지 유형이다. 이론의 근본 원리는 주역의 음양오행론(陰陽五行論)에 근거하고 있다.

이미 말했듯이 사상체질의 창시자 동무 이제마 선생은 스스로 체질을 음양론으로만 국한했다. 체질에서의 오행을 배제했다. 그렇기 때문에 음양오행으로 구성된 오장육부의 기능을 설명하는 데에는 한계가 있다.

인체는 음양(陰陽)만으로 설명할 수 없다. 소음인체질 같기도 하고 소양인체질 같기도 한 제3의 체질은 어떻게 설명할 것인가. 여기 가면 소양인체질, 저기 가면 태음인체질, 또 다른 곳에 가면 소음인체질로 감별될 수도 있다. 이것은 웃어넘길 문제가 아니다. 무서운 일이기도 한 것이다. 물리적 이론이나 화학적 이론처럼 의학적 이론에도 오차가 없어야 하기 때문이다.

그러한 점에서 28체질의 원리는 음양의 원리에 오행(五行)을 적용하여 사상체질의 한계를 극복하고 완성한 이론이다. 그래서 체질 분석이 정확하다. 사주의 원리를 바탕으로 음양오행을 적용하여 체질을 복합적 구조로 세분화하고 과학화한 것이다.

세분화의 방법은 사상체질에 오행(五行)의 최대분열수인 7수를 적용한다. 사상체질의 4수를 7로 조합한 최대분열수는 28수로 나타난다. 즉 4 곱하기 7을 하면 28수의 복합체질의 구조가 된다.

28수는 생명과 생체의 숫자이다. 천문학으로 보면 하늘에서 인간의 길흉화복을 주재하는 별자리 숫자이다. 세종대왕이 28수의 원리로 한글 창제를 하였으며 원래 한글 알파벳은 28가지였다. 또 28은 달의 주기이며 여성의 생리주기이기도 하다. 따라서 28체질은 사상체질을 계승하고 발전시켜 완성한 이론이다.

졸저 《태양인 이제마의 동의수세보원》에서 필자는 사상체질이 28 체질로 발전할 수밖에 없는 이유를 주역과 음양오행론으로 설명하였다. 또한 4가지 체질 유형에서 두뇌와 장부의 생체 조건에 따라 28 체질론을 과학화하고 그 이론적 체계를 밝힌 바 있다.

사상체질

① 태음인체질

② 소양인체질

③ 태양인체질

④ 소음인체질

28체질

① 전형적인 태음인체질 : 사상체질의 태음인체질과 같다.

— 복합체질

② 소양인부체질의 태음인주체질

③ 태양인부체질의 태음인주체질

④ 소음인부체질의 태음인주체질

⑤ 소양인부체질과 태양인부체질의 태음인주체질

⑥ 소양인부체질과 소음인부체질의 태음인주체질

⑦ 태양인부체질과 소음인부체질의 태음인주체질

⑧ 전형적인 소양인체질 : 사상체질의 소양인체질과 같다.

— 복합체질

⑨ 소음인부체질의 소양인주체질

⑩ 태양인부체질의 소양인주체질

⑪ 태음인부체질의 소양인주체질

⑫ 소음인부체질과 태음인부체질의 소양인주체질

⑬ 소음인부체질과 태양인부체질의 소양인주체질

⑭ 태음인부체질과 태양인부체질의 소양인주체질

⑮ 전형적인 태양인체질 : 사상체질의 태양인체질과 같다.

― 복합체질

⑯ 소음인부체질의 태양인주체질

⑰ 소양인부체질의 태양인주체질

⑱ 태음인부체질의 태양인주체질

⑲ 소음인부체질과 태음인부체질의 태양인주체질

⑳ 소음인부체질과 소양인부체질의 태양인주체질

㉑ 태음인부체질과 소양인부체질의 태양인주체질

㉒ 전형적인 소음인체질 : 사상체질의 소음인체질과 같다.

― 복합체질

㉓ 소양인부체질의 소음인주체질

㉔ 태양인부체질의 소음인주체질

㉕ 태음인부체질의 소음인주체질

㉖ 소음인부체질과 태음인부체질의 소음인주체질

㉗ 태음인부체질과 소양인부체질의 소음인주체질

㉘ 태음인부체질과 태양인부체질의 소음인주체질

참고 사항 : 이상의 28체질에 대해 알고 싶으면 컴퓨터나 스마트폰으로 인터넷 사이트(www.28chejil.com) 혹은 네이버 블로그 '당뇨혁명 캠프'를 찾으면 된다.

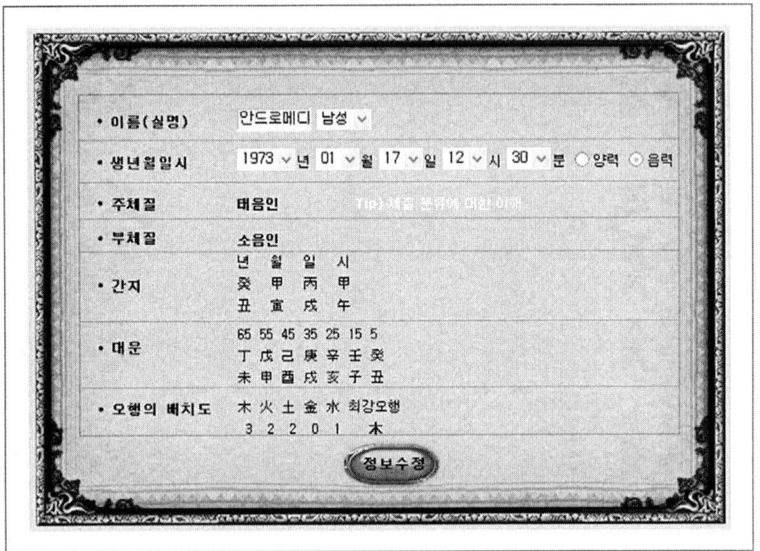

이름 : 안드로메다

생년월일 : 1973년 1월 17일 12시 30분 (음력)

체질 : 태음인주체질에 소음인부체질

장부의 특성

주체질 장기는 간장이며, 부체질 장기는 신장입니다. 간장의 기능이 최고로 좋으며, 신장의 기능은 두 번째로 좋습니다. 그 외의 장기는 역학 관계에 따라 달리 나타납니다. 기관지와 폐의 기능이 약하여 호흡기가 약하고 기 순환이 약화되어 담배가 해롭습니다. 감정의 변화가 많고 감수성이 예민하며 기관지 열로 인해 피부가 건조하고 발열되기도 합니다. 혈액 순환이 약하여 잔병치레가 많고 하체의 혈액 순환이 약합니다. 비위의 기능이 약하여 정신적으로 까다롭게 구는 면이 있습니다. 이상하게 자존심과 고집을 부리기도 합니다. 등뼈가 약하고 등의 중앙 부위가 약합니다. 스트레스가 많고 팔다리의 힘이 잘 빠집니다. 심장의 기능이 약하여 열이 상기하여 이것이 편두통을 유발합니다. 소심하고 세밀하고 꼼꼼하며 겁이 많고 몸이 피곤하면 머리에 미열이 발생합니다.

체질적 특성

정신적으로 피로하고 의욕은 많으나 기운이 딸리며 혈액 순환(하체)이 약하기 때문에 피로 누적이 잘 됩니다. 타고난 신경이 강해서 뚝심이 좋고 목표를 지향하는 에너지가 강합니다. 남이 볼 때는 체력이 강하게 보이나 실제로는 뚝심으로 이겨내는 것입니다. 휴식을 충분히 취해야 하고 잠을 푹 자야 합니다. 특성적으로 매우 부지런하고 자기의 원칙을 세워서 거기에 맞추려고 하다보니 몸도 마음도 늘 피로하고 쫓기는 기분이 됩니다. 속욕심이 많아 스스로 피곤해합니다. 영양에너지를 고려한 음식 및 식품 섭취를 부지런히 하는 것이 좋습니다.

성격

대뇌반구의 주체적 기능으로서 주체질 대뇌는 후두엽이며 부체질 대뇌는 측두엽입니다. 주체질 장기인 간장과 부체질 장기인 신장 중심으로 성격이 발달되어 있습니다. 성격은 세밀하고 정확하며 계산에 밝아서 자기관리가 충실합니다. 정적이고 내성적이며 차분합니다. 반면에 고지식하고 침착하며 지구력이 좋습니다. 속마음을 잘 드러내지 않고 내심이 깊습니다. 가정적인 면이 있으며 의지력과 뚝심이 강합니다. 단점은 결단력, 순발력 및 끝마무리가 약하고 추진성, 사교성, 활동성이 약합니다. 심욕(心慾)은 소극적이고 세밀하며 사려가 깊은 일면 보수적이고 방어적인 면이 동시에 있습니다. 정기(情氣)는 안정적 성질이 있어 여성적인 면과 동시에 보수적인 성향으로 안에서 지키고자 하는 마음이 있습니다. 이 체질은 왜소하거나 마른 체형이 많으며, 성실하고 부지런한 반면 내성적인 성향이 많습니다.

체질적 질환

태음인주체질은 주로 폐의 기관이 약하여 질병의 원인이 됩니다. 자신의 얼굴을 볼 때 코를 기준으로 하여 양 관골과 턱뼈를 잘 살펴보십시오. 콧부리가 낮거나 콧구멍이 작으면 기관지 기능이 약한 것입니다. 코를 볼 때 코끝은 심장에 해당하며 좌우의 볼은 기관지에 해당합니다. 콧구멍은 방광의 기능을 나타내며, 콧구멍이 크면 활발한 성품이고 콧구멍이 작으면 소극적인 성격이 됩니다. 코와 양 관골은 귀와의 관계를 통해 보며 코가 약하거나 비뚤어져도 기관지 기능이 약화됩니다.

대표적인 체질적 질환 : 피부 알레르기, 기관지천식, 폐염, 알레르기성 비염, 변비 및 치질

외형의 특징

소양인주체질에 소음인부체질의 경우, 상대적인 극성을 공통적으로 지니고 있는 복합체질이므로 뚜렷한 외형적 특징을 정의할 수 없습니다.

감각기관의 특징

소양인주체질의 소음인부체질은 눈의 기운이 약화되어 색채에 민감합니다. 간장 기능이 약하기 때문에 간장을 약화시키는 나쁜 빛깔을 싫어합니다. 나쁜 빛깔이란 색감에 관한 거부감을 잘 느끼며, 싫어하는 색감에 유독 민감하게 반응한다는 의미입니다. 또한 폐 기능이 약하기 때문에 폐를 약화시키는 탁한 냄새를 싫어합니다. 나쁜 냄새는 산소 함유량이 적은 공기를 의미합니다. 산소가 많이 필요한 태음인은 맑은 공기를 좋아하고 유독 냄새에 민감하게 반응합니다.

피부의 특징

소양인주체질의 소음인부체질은 간의 기능이 약하므로 피부의 섬유질이 약합니다. 피부 진피층의 세포에 있는 콜라겐, 엘라스틴 등의 성분이 약하므로 섬유질이 감소되고 일부 섬유세포가 결합되어 유연성이 약하고 딱딱해지기 쉽습니다. 또한 폐의 기능이 약하므로 피부의 기(氣) 작용력이 약합니다. 피부가 외부의 화학적, 물리적인 영향으로부터 몸을 보호하는 작용이 약합니다. 피부의 기혈 작용이 원만하지 않음으로써 외부 환경적 요소에 적응력이 떨어져 피부의 트러블이 잘 일어납니다. 피부의 영양 보전이 약하므로 피부 보호를 위해 분비되는 멜라닌 색소가 많이 분비되어 피부에 검은색이 나타나기 쉽습니다. 기색은 체내의 열이 많이 발생하는 체질로 피부가 붉은색인 사람이 많습니다. 전체적으로는 피부의 혈색이 좋고 다른 체질에 비해 상대적으로 피부가 좋은 편입니다.

감성 진단

감성과 이성

비장이 건강하면 사리분별이 분명하고 중심이 확고하며 명치 부위가 발달됩니다. 치우치지 않고 안정감이 있어 즐거움의 감정이 나타납니다.

위장이 건강하면 소화력이 왕성하고 이해심이 많으며 배가 탄탄해집니다. 복부가 발달되고 무게가 생깁니다.

신장이 건강하면 생각이 깊고 암기력이 발달되어 냉철하고 이성적이며 끈기가 강하고 눈동자가 검습니다.

방광이 건강하면 부지런하고 융통성 있고 저돌적인 면이 있으며 오줌을 잘 참습니다. 유들유들하고 합리적입니다.

간장이 허약하면 늘 피로하고 긴장감을 가지고 있으며 잠이 모자랄 뿐 아니라 여기저기 아픔을 호소합니다. 눈물이 잘 나고 근육 경련이 자주 일어나며 소화가 안 되고 한숨을 자주 쉽니다. 피부가 늘어지고 눈빛도 흐릿해집니다. 얼굴빛은 푸른빛이 돌며, 피부는 닭살과 같고 먼지를 끼얹은 것 같습니다. 또한 간장이 손상되면 말이 많아집니다.

담낭이 허약하면 행동력이 약하고 겁이 많으며 조급하고 불안정합니다. 목이 뻣뻣하고 절도가 없습니다. 만만한 상대에게 폭력적이고 폭언, 욕설을 자주 하며 심술궂습니다. 편두통이 있고 옆구리가 결리고 시력이 저하됩니다. 목이 쉬고 가래가 잘 생깁니다.

폐가 허약하면 패기가 없고 망설임이 많고 결실을 잘 못 맺고 흐지부지합니다. 코가 엉성하고 기침이 많고 감기에 잘 걸리며 우울증 증세를 보입니다.

대장이 허약하면 몸이 가볍고 피부가 거칠며 주변을 잘 살펴 눈치가 빨라집니다. 뼈가 허약하고 변비가 심하거나 설사를 자주 합니다.

인간관계

태음인체질과는 음의 속성이 같이 있어서 편안한 사이가 됩니다. 소양인체질과는 주체질이 같아서 무난한 사이가 됩니다. 태양인체질과는 양의 속성이 같이 있어서 편안한 사이가 됩니다. 소음인체질과는 부체질이 같아서 무난한 사이가 됩니다.

사회적 관계

순발력이 있고 보는 관점이 날카로워 비뚤어진 점과 잘못된 점을 빨리 찾아냅니다. 개인적인 성향이 발달되었지만 원만한 것을 좋아합니다. 이중성 때문에 환경 적응은 빠르나 사회생활에 대한 스트레스가 많습니다. 일반적인 인간관계는 원만하고 쾌활합니다.

성격과 직업

복합체질이므로 다음의 두 가지 성질이 공존합니다. 협동성, 외곬수성, 결단력 있는 추진성, 명랑성, 사교성, 순간적 판단력, 행동력, 친화적 성격과 안정성, 직업의식, 소심성, 정형적 사고, 순종성, 정돈성의 성격이 상황과 조건에 따라 복합적으로 표출됩니다. 위와 같은 성격은 전문 직종에서도 다양한 역량을 펼칠 수 있는 미디어, 방송, 마케팅, 스포츠 등의 직종에 어울립니다.

나와 같은 체질의 유명인 : 김일성, 이준 열사

내 체질에 맞는 음식

이로운 음식들 : 멥쌀, 참새, 꿩, 토끼, 멸치, 당근, 새우, 조기, 양배추, 민어, 뱅어, 미꾸라지, 홍합, 숭어, 보리, 팥, 좁쌀, 해삼, 굴, 오이, 참외, 멜론, 배추, 사과, 깨, 참기름, 녹두, 감자, 우엉, 상추, 전복, 토마토, 미나리, 딸기, 가물치, 복어, 자라, 우렁이, 게, 은어, 오리, 수박

해로운 음식들 : 메밀국수, 쇠고기, 우유, 맥주, 꿀, 땅콩

내 체질에 맞는 술

농주, 전통주

체질 개선을 위한 제안

간의 기능을 개선하면서 폐의 기능을 강화해야 합니다. 신경을 자극하고 강화시키면 혈액 순환이 이루어지면서 자연스럽게 기능이 회복됩니다. 체력과 기운을 보강하여 에너지 흡수력을 높이고 신경을 강화시켜야 합니다. 간 청소를 하여 신경전달물질의 생성을 촉구하고, 혈액 순환을 강화하여 신경 체계를 안정시켜주는 것이 가장

효과적입니다. 술을 줄이고, 대식 습관을 없애면서 소식을 해야 합니다. 위장이 커서 많이 먹게 되어 있는데, 절대적으로 줄이는 것이 좋습니다.

음식요법

기본적으로 잡식성이라 이것저것 잘 먹고 다 소화가 되지만, 대식을 하면 지방질 살이 붙고 잘 안 빠집니다. 음식은 담백하고 정갈한 영양식을 하는 것이 좋습니다. 일식이 좋고 이태리식은 맞지 않습니다. 생선, 어패류 등의 해산물을 많이 먹고 특히 민물고기탕을 많이 먹으면 건강에 매우 도움이 됩니다. 등푸른생선, 포도, 포도주, 감은 매우 좋습니다. 쇠고기의 등심, 안창살, 제비추리, 차돌박이 등이 몸에 좋습니다. 기름기 많은 음식은 멀리하십시오.

운동요법

하체가 약하고 관절이 약하므로 허리운동과 하체운동을 자주 해야 합니다. 혈액 순환이 잘 되는 운동을 주로 하되 땀을 많이 흘리는 것보다는 가벼운 순환운동이 좋습니다. 골프, 수영, 헬스, 등산, 줄넘기, 자전거, 러닝머신 등 본인에 체력에 맞도록 가볍게 하십시오. 산책을 하면서 가볍게 걷는 것도 좋습니다.

체질목욕법

하반신을 따뜻한 물에 담가 약 30분 정도 있으면 하체로 혈액 순

환이 이루어지면서 체질 개선에 도움이 됩니다. 전신욕도 좋지만 반
좌욕을 자주 하면 건강에 큰 도움이 됩니다. 따뜻한 물의 욕조에서
반좌욕을 하면 피로감이 빨리 풀립니다.

내 체질에 맞는 생식

멥쌀, 당근, 양배추, 보리, 팥, 좁쌀, 오이, 참외, 멜론, 배추, 사과,
깨, 들기름, 녹두, 감자, 우엉, 상추, 토마토, 미나리, 딸기, 우렁이,
수박

의학과 역학의 통합 '의역동본'의 원리

'의역동원(醫易同源)'은 '의학과 역학은 같은 근원이다'라는 뜻이다. 의학과 역학은 어떤 공통점이 있어서 근원이 같을까? 이에 대한 해답은 의학과 역학의 원리가 동일하게 주역과 음양오행론이라는 점에 있다.

오랫동안 역학과 의학을 연구하면서 깨달은 사실은 이 개념이 정확하게 일치한다는 것이다. 한의학의 경전인 《황제내경》의 소문과 사주학을 비교 검토하면 의학과 역학의 근원이 같다는 것을 확인할 수 있다. 《황제내경》의 주요 이론은 인체의 오장육부를 각각 음양오행에 배속되는 원리로부터 구성되어 있다.

《황제내경》 소문의 대표적 음양오행론 원리 4가지

첫째, 장상론(臟象論)은 오장육부와 음양오행의 관계를 설명한다.

둘째, 승강출입설(昇降出入說)은 기운이 오르내리며 외부세계와 상호 연동되는 것을 설명한다.

셋째, 수화상교(水火相交)는 수기와 화기가 서로 승강하여 교류하는 것을 설명한다.

넷째, 정체항동관(整體恒動觀)은 장부의 기운이 연동된 견제와 상생 작용을 설명한다.

그 밖에도 중요한 이론은 많지만 대략 이러한 원리들은 사주학에도 그대로 적용된다. 사주학의 음양오행도 인체에 적용하면 《황제내경》의 이론과 일치하는 것을 알 수 있다. 또 《황제내경》의 이론을 발전시킨 명나라 장중경(張仲景)의 저서 《상한론(傷寒論)》에도 음양오행의 원리는 더욱 정교하게 결합되어 있다. 그는 변증논치로 병명을 진단하기에 앞서 변화되는 증후의 차이에 따라 치료했다. 이는 인체 전체에 대한 탁월한 접근 방법으로서 음양오행이 적용되어 있다. 그의 변증논치에서 병증은 실(實)의 항진증과 허(虛)의 저하증으로 나타나는데, 이는 사주학에도 그대로 적용된다. 사주의 원리로 보아도 오행의 허(虛)와 실(實)을 따지는 방법이 동일하다. 그 점은 음양오행의 원리로 구성된 한의학의 다른 서적들을 읽어보아도 마찬가지이다. 한의학인지 사주학인지 구분이 되지 않을 정도이다. 그만큼 동일한 이론 체계를 지니고 있다.

나는 오랜 세월 동안 한의학과 사주를 연구하여 그러한 사실을 검증하고 체계화했다. 역학 서적으로는 《주역》과 《우주변화의 원리》를 비롯한 주렴계의 《태극도설》 등을 연구했다. 사주학 서적으로는 《연해자평》, 《명리정종》, 《자평진전》, 《궁통보감》, 《첩경》, 《적천수》 등을 심도 있게 연구했다. 그리고 한의학 서적으로는 《황제내경》을 비롯하여 《상한론》, 《천금방》, 《동의보감》, 《동의수세보원》 등을 면밀히 연구했다. 그 결과, 의학과 역학이 동일한 음양오행론의 이론 체계이기 때문에 사주를 보면 체질을 알 수 있다는 것을 발견했다. 그것은 놀라운 사실이었다. 운명학으로 치부되었던 사주학이 의학서로 새롭게 재조명되는 일련의 대사건이었다. 사주를 보면 체질을 알 수 있고, 체질을 통해 몸과 마음의 선천적 조건을 알 수 있다는 것은 얼마나 대단한가. 발상을 전환해야 비밀이 풀린다. '의역동원'은 의학서적과 역학서적이 통합될 수 있음을 나타낸다. 따라서 의학과 역학의 통합은 사상체질을 완성한 28체질로 화려한 꽃을 피울 수 있다고 믿는다. 28체질론은 《황제내경》 소문과 《동의수세보원》의 내용을 음양오행론으로 풀이하고 적용한 세계 최초의 이론이기 때문이다.

1. 나의 사주와 체질은 무엇일까?

컴퓨터를 사용하고 싶다고 하여 컴퓨터를 만들고 프로그램을 개발할 필요는 없습니다. 사주와 체질 역시 마찬가지입니다. 사주는 천재가 30년 공부를 해야 문리를 통한다고 알려진 학문입니다. 그만큼 심오하고 어려운 학문이라는 뜻입니다. 체질 또한 어렵기는 마찬가지입니다. 도올 김용옥 선생은 동무 이제마 선생의 《동의수세보원》을 아직까지 제대로 풀어놓은 천재가 없다고 말했습니다. 그의 사후 백 년이 넘었지만 그만큼 다 알기 어렵다는 뜻입니다.

그렇다면 사주와 체질을 어떻게 알아야 할까요?

나의 사주와 체질을 컴퓨터와 마찬가지로 사용하면 됩니다. 단, 컴퓨터 프로그램 사용은 유료지만 사주와 체질을 아는 것은 무료입니다. 많은 투자와 노력을 다하여 사주와 체질을 알 수 있는 프로그램을 개발하여 무료로 모든 사람에게 제공하기로 했습니다. 사이트를 방문하고 회원 가입을 하는 번거로움을 귀찮아할 분들을 위하여 네이버 블로그에도 무료 프로그램을 올려놓았습니다.

나의 체질은 무엇일까?

사이트 : www.28chejil.com

네이버 블로그 : 당뇨혁명캠프

이곳에서 나의 사주와 체질을 알 수 있습니다. 사주와 체질에 관한 내용을 책에서 정리하려면 책 한 권의 분량으로 부족합니다. 사이트와 블로그에 가면 책 몇 권 분량의 다양한 건강 정보가 들어 있습니다.

2. 체질 분석으로 알 수 있는 몸과 마음의 세계

사이트와 블로그에서 알 수 있습니다. 성격과 적성, 체질병증, 자연요법 등을 비롯한 다양한 정보가 들어 있습니다. 자신이 알고자 하는 모든 체질 정보를 열람할 수 있습니다.

3. 체질에 맞는 음식과 생활습관

사이트와 블로그에서 알 수 있습니다. 체질에 맞는 음식과 생활습관을 알 수 있습니다. 우선 '나의 사주와 체질은 무엇일까'에서 체질을 확인하신 후에 체질에 따른 다양한 음식과 생활습관의 정보를 알 수 있습니다.

4. 운동요법을 위한 운동측정기의 활용법

사이트와 블로그에서 운동요법을 위한 운동측정기의 활용법을 알 수 있습니다. 체질에 따른 운동요법을 비롯한 다양한 자연요법이 있습니다. 많은 도움이 될 것입니다.

이상으로 나의 사주와 체질에 관한 정보를 알아보고 활용하십시오. 사주나 체질을 운명학적인 관점으로 보지 말고, 자신의 몸과 마음의 사용설명서로 활용하면 좋은 운세를 만들 수 있으며 나아가 운명 개척을 할 수 있습니다. 모든 사주와 체질은 평등합니다. 자신이 어떻게 몸과 마음을 사용하는가에 따라 꿈과 비전을 현실화하는 가능성의 문을 열 수 있습니다. 모두 가능성의 문을 열고 간절히 원하는 꿈을 이루기를 바랍니다.

사주에게 길을 묻고 꿈을 이룬다

"사주를 보고 적성을 개발하며 에너지를 높이면 성공할 수 있겠군요."

책이 나오기 전에 L씨가 원고를 보고 이렇게 말했다. 그의 말 속에는 확신과 도전이 내포되어 있는 것 같았다. 자신의 가능상황을 열고 모든 결과를 자신의 의지와 열정에 의한 것으로 이끌어갈 수 있는 사람의 자세이다.

사주라는 보물지도를 어떻게 보는가에 따라 방향과 가치가 달라진다. 만약 사주를 운명예정론으로 보면 어떻게 생각할까? 대부분은 힘겨운 자신의 현실을 합리화하거나 핑계를 대야 할 때 이렇게 말한다.

"사주팔자려니 하고 살아야지."

이 말 속에는 체념과 자기합리화가 내포되어 있다. 한계상황에 빠져 모든 원인을 운명의 탓으로 돌리는 사람의 언어이다. 힘들게 살아가는 사람들이 자주 하는 말이다.

사주라는 길을 어떻게 생각하는가에 따라 큰 차이가 난다. 한 사람은 꿈을 이루는 삶을 살게 되며, 또 한 사람은 꿈을 잃은 채 현실의 무게를 감당하고 살아가게 된다.

그렇다면 사주의 길을 어떻게 생각하고 물어야 할까?

나는 지금까지의 삶의 여정 내내 사주의 보물지도를 보며 살아왔다. 힘들고 어려울 때는 길을 묻고 더욱 힘을 내어 준비했다. 단 한 번도 '사주팔자 타령'을 한 적 없으며, 불공평하다고 탓하거나 불만을 가진 적도 없다. 사주의 길은 평등하며, 자연법칙은 누구에게나 공평하다고 믿었기 때문이었다. 현실적 삶이 힘겹다고 해도 운명의 탓이 아니라 내가 선택한 것이라고 생각했다.

자연법칙으로 보면 세상의 모든 것은 한 치의 어긋남 없이 공평한 원리대로 운행된다. 인간사회처럼 자연이 누군가에게 특혜를 주거나 부정청탁을 받는 일은 없다. 주어져 있는 모든 길은 자신이 선택하고 가야 하는 것이 법칙이다.

그래서 나는 사주에게 길을 물을 때 좋고 나쁨을 구분하거나 요행심리를 가진 적이 없다. 내게 주어진 환경이나 조건으로서 몸과 마음의 사용설명서를 최대한 알고 활용하는 것만 생각했다. 사주의 길을 물으면서 언제나 어떻게 하면 지식과 경험을 쌓고 에너지를 상승시킬지를 연구했다. 내게 주어진 한계상황을 가능상황으로 전환시키면서 보물지도를 최대한 활용하여 꿈을 이루고자 했다.

사주에게 길을 묻는다는 것은 타고난 환경과 조건을 만들어가는 것을 의미한다. 그것은 대자연의 환경과 소우주인 인간으로서의 조건을 잘 조화시키고 꿈을 추구하면서 운명을 만들고 경영하는 것을 뜻한다. 사주의 보물지도를 그렇게만 활용하면 자신의 내면에 깃든 놀라운 능력을 발견하고 꿈과 목표를 이룰 수 있다.

사주는 재미있고 흥미로운 콘텐츠이다. 자신의 성격과 적성, 건강, 에너지를 안다는 것은 대단히 신비롭고 흥분되는 일이기도 하다. 또 자신의 환경과 조건이 최악이고 사주나 체질이 나쁘다고 해도 바꿀 수 있다면 그보다 더 신나는 일이 어디 있겠는가.

사주와 체질을 알면 무한한 잠재능력을 끄집어낼 수 있는 이유는 다양하게 있다.

첫째, 자신도 잘 모르는 몸과 마음의 사용설명서를 통해 최대한 잠재능력을 발휘할 수 있다. 둘째, 체질과 성격, 적성, 특성, 건강, 에너지 등의 개성들을 객관적으로 파악할 수 있다. 셋째, 체질을 알면 질병의 기전을 파악할 수 있고 몸과 마음의 병증을 치유할 수 있다. 넷째, 자신이 꿈꾸는 삶을 추구할 수 있으며 운명을 새롭게 만들고 경영할 수 있다.

이상과 같이 자신의 삶을 변화시키고 행동을 유발할 수 있는 활용성이 있다.

나는 사주와 체질을 과학적이고 합리적인 방법론으로 연구했다. 그 원리를 우선적으로 적용하여 각종 병증을 고치고 성격을 변화시키고 행동과 생각을 개선했다. 그랬더니 사주와 체질은 캄캄한 밤의 불빛과 나침반이 되기도 했고, 때로는 보물지도가 되어 어려운 선택의 기준을 제시해주기도 했다.

실제로 내게 있어 사주와 체질은 보물지도였다. 나만의 보물섬을 찾는 데에 많은 도움을 받았고, 꿈과 목표를 이루는 도구가 되기도 했다. 특히 다행스러운 일은 병원에서 해결할 수 없는 각종 병증이나 심각한 병을 자연치유하는 데에 많은 도움이 되었던 점이었다.

내가 시달렸던 각종 병증과 누구의 도움 없이 고학으로 공부를 하면서 겪은 고통은 결코 만만하지 않은 것이었다. 그러나 어려움이 닥칠 때마다 사주와 체질의 원리를 통해 슬기롭게 극복한 것이 무엇보다 축복으로 작용하였다. 처음에는 그 원리가 믿기지 않았지만 점차적인 연구를 통해 자연법칙인 운(運)과 체질인 명(命)을 믿게 되었다. 그리하여 사주는 자연과학이며 동시에 각종 학문의 영역과 합치되는 원리가 담겨 있다는 것을 확신하게 되었다.

"사주를 꼭 보는 것이 좋을까요?"

누군가가 묻는다면 나는 이렇게 말하고 싶다.

"사주는 보는 것과 보지 않는 것으로 양분되는 가치가 아닙니다. 몸과 마음의 사용설명서를 보는데 무슨 좋고 나쁨이 있겠습니까? 자신에게 도움이 된다고 판단되면 꼭 보는 것이 좋고, 자신에게 도움이 안 된다면 구태여 볼 필요가 없습니다."

문제는 어떤 의미 부여를 하고 의지를 세워 열정적으로 삶의 가치를 만드는지가 중요하다. 다만 혼자 생각하는 것보다는 동양철학의 지혜를 빌리는 것이 훨씬 유익하다. 이왕이면 몸과 마음의 사용설명서를 활용함으로써 더 많은 가치를 만드는 것이 필요하다.

그런 의미에서 나는 사주와 의학, 경영학, 교육학, 심리학, 철학, 성공학 등을 이종 결합하는 작업을 오랫동안 해왔다. 그간 수천 명을 상담했고 상당히 실효를 거두기도 했다.

나 자신을 비롯한 많은 사람들을 상담하면서 병을 고치고 꿈과 희망을 주는 일을 부단히 해오고 있다. 또 사주나 체질을 의학적인 관점에서 연구하여 당뇨의 자연치유법도 연구할 수 있었다. 세상이 불치라고 하는 당뇨에 대해 사주와 체질의 원리는 완치가 가능하다고 알려주었다. 체질적 원리로 보면 당뇨 완치는 당연한 귀결이다. 그러니 사주와 체질은 참으로 가치 있는 학문이 아닐 수 없다.

따라서 나는 사주에게 길을 묻고 꿈에 미쳐 있다. 나의 꿈은 '당뇨 없는 세상'을 만들어 우리나라가 세계의 생명공학 분야에서 최고의 선진국이 되는 것을 보는 일이다. 나는 그 꿈을 반드시 이룰 것이다.

2012년 4월 5일

백승헌 근배

학문적 융합을 주도하는 통합적 지식의 힘

지식요법은 운명을 경영하는 핵심적인 요소이다. 운명을 만드는 대표적인 요소로는 지식과 경험, 에너지가 있다. 그중에서 지식은 인식의 틀을 만드는 한 사람의 몸과 마음의 창문이다. 사람들은 그 창문을 통해 세상을 보고 자신의 꿈과 비전을 비추어보며 목표를 향해 나아간다. 나는 지식을 통해 철학과 역학, 의학, 건강학, 성공학, 심리학, 식품영양학, 경영학, 교육철학을 융합했다. 이는 대단한 가치가 있는 일이었다. 남이 가지 않는 길을 가는 사람에게 암흑 속의 불빛과도 같은 희망을 주었고 실제로 많은 도움을 받았다. 따라서 사주와 체질을 연구하는 과정에서 참고도서는 내게 천군만마와도 같은 힘이 되어주었다. 책은 그 자체만으로도 스승과의 만남이며, 연구의 먼 길을 가는 자에게는 길벗이 되어주기도 하는 것이다. 참고도서의 저자와 출판사에 무한한 감사의 뜻을 전한다. 새로운 통찰과 아이디어, 방법론에 대해 많은 가르침을 받았음을 밝힌다.

1. 황제내경 소문해석, 홍원식 역, 경희대학교한의과대학
2. 황제내경 운기해석, 백운기 역, 경희대학교한의과대학
3. 상한론 강의, 상한론연구회 편역, 도서출판 정담
4. 동의보감, 허준, 학력개발사
5. 태양인 이제마의 동의수세보원, 백승헌 저, 하남출판사
6. 연해자평정해, 심재열 역, 명문당출판사
7. 명리정종정해, 이준후 역, 명문당출판사
8. 명리요강, 박재완 저, 신지평출판사
9. 자평진전평주, 심효첨 저, 도서출판 달과별
10. 적천수정해, 김우제 역, 명문당출판사
11. 24시 약사 당뇨관리, 수지 코헨 저, 조윤커뮤니케이션출판사
12. 당뇨병엔 밥 먹지 마라, 에베 코지 저, 이아소출판사
13. 당뇨혁명ⓔ 백세건강을 지킨다, 백승헌 저, 다문출판사

14. 당뇨와 자연요법, 김태호 저, 다문출판사

15. 약 없이 당뇨병 이겨내기, 닐 D. 버나드 저, 조윤커뮤니케이션출판사

16. 인생을 최고로 사는 지혜, 새뮤얼 스마일즈 저, 비즈니스북스

17. 왓칭, 김상운 저, 정신세계사

18. 네 안에 잠든 거인을 깨워라, 앤서니 라빈스 저, 씨앗을뿌리는사람출판사

19. 리얼리티 트랜서핑, 바딤 젤란드 저, 정신세계사

20. 시크릿, 론다 번 저, 살림biz출판사

21. 성공적 삶의 심리학, 조지 베일런트 저, 나남출판사

22. 융심리학과 동양종교, 칼 구스타브 융, 일조각출판사

23. 한권으로 읽는 융, 에드워드 암스트롱 베넷 저, 푸른숲출판사

24. 심리학을 변화시킨 40가지 연구, 로저 R. 호크 저, 학지사출판사

25. 정신분석을 읽는다, 야마다 유카 편저, 도서풀판 북스힐

26. 임상영양학, 이미숙 · 이선영 · 김현아 · 정상진 · 김원경 · 김현주 저, 파워북출판사

27. 만성체증이 내 몸을 죽인다, 백승헌 저, 한언출판사

28. 건강식품 복용 및 복합처방법, 사토 도시오, 문진출판사

29. 원본 야채수프 건강법, 다테이시 가즈 저, 다문출판사

30. 효소영양학 개론, 에드워드 하웰 박사, 도서출판 한림원

31. 경영혁명, 톰 피터스 저, 한국경제신문

32. 위대한 혁신, 피트 드러커 저, 한국경제신문

33. 잭 웰치 위대한 승리, 잭 웰치 · 수지 웰치 저, 청림출판

34. CEO의 책꽂이, 톰 버틀러 보던 저, 이레출판사

35. 위대한 결정들, 톰 캐논 저, 명솔출판사

36. 교육철학 및 교육사의 이해, 신차균 · 안경식 · 유재봉 공저, 학지사

37. 창의성의 이해, 이신동 · 이정규 · 박성은 · 김은진 역, 박학사

38. 현대교육철학 탐구, 유재봉 저, 교육과학사

39. 교육목적론, 존 화이트 저, 학지사

40. 경험과 이해의 성장, D. W. 함린 저, 교육과학사

41. 건강기능식품 바로 알고 바로 먹자, 박명윤 대표저자, 석학당출판사